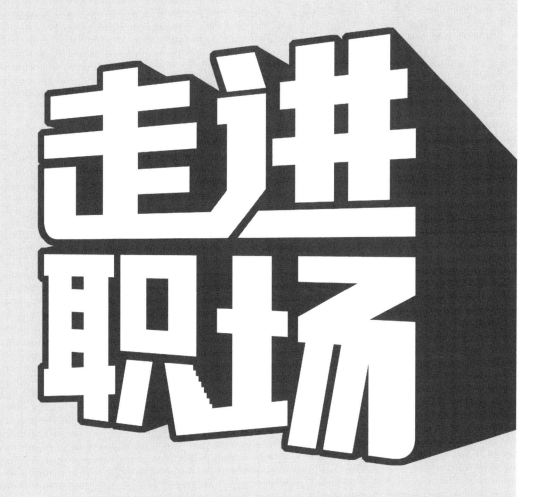

走进职场

阿斯伯格综合征人士
求职和就业指南

[美] 盖尔·霍金斯 著　马百亮　徐英华 译
GAIL HAWKINS

U0278152

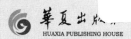

华夏出版社
HUAXIA PUBLISHING HOUSE

致 谢

感谢玛格丽特·霍金斯（Margaret Hawkins）和特里·霍金斯（Terry Hawkins），他们让我从小就相信一切皆有可能，并给予我鼓励和支持，让我知道我可以做到。

我的姐姐珍妮特（Janet），她是我最好的朋友、最忠实的粉丝和理性的代言人，还有她的丈夫迈克（Mike），他启发我、鼓励我、倾听我，偶尔还帮我想出正确的表达。

阿德莱德宝贝（Baby Adelaide），她是我的心脏、希望、奇迹和老师。

诺姆（Norm）、彼得（Peter）、希拉（Sheila）、泰森（Tyson）和安博（Amber），他们是我在"Mission Possible"组织的员工们，他们相信我，在工作中不遗余力地支持我，并与我分享他们的智慧和见解。

露西尔·布莱尼（Lucille Blainey），感谢她的"至理名言"，支持我将这本书付诸实施。

我亲爱的朋友乔恩（Jon）、莱斯利（Leslie）、科琳（Colleen）、凯特（Kat）、黛比（Debbie）、丹尼斯（Denise）、英格丽德（Ingrid）、谭雅（Tanya）和伊冯娜（Yvonne）。

我的客户们改变了我的生活，让我成长，让我了解阿斯伯格综合症和我自己，我永远感谢你们给我的生活带来的财富。

玛格丽特·惠兰（Margaret Whelan）、尼尔·沃克（Neil Walker）和日内瓦孤独症中心（Geneva Centre for Autism），他们相信我的理想和我自己。

PBN，感谢互联网的力量。

感谢库比和马歇尔（Cubby and Marshall）。

感谢我的出版商杰西卡·金斯利（Jessica Kingsley）对这项事业的信任。

所有的阿斯伯格综合征人士，我相信你们。

序　言

　　本书讲述的是一个旅程。虽然本书的重点是帮助阿斯伯格人士找到工作，但也有助于他们在生活中找到幸福和成功。在追求幸福和成功的漫长道路上，任何人都不应该孤军奋战。

　　本书讲述的是希望。我想让人们知道，只要坚定信念，并付出足够的努力，一切皆有可能。正是这种认识让我能够说服雇主冒险聘用与众不同的人，而且他们也没有后悔自己的决定。

　　阿斯伯格综合征是一种普遍存在的发育障碍，近年来越来越受到媒体的关注。它被认为是一种高功能孤独症。阿斯伯格人士的智力通常并不逊于普通人，甚至优于普通人，但他们在与他人互动方面有困难。他们以可靠、特殊才能和奉献精神而闻名，一旦有了合适的机会和明确的方向，他们会成为优秀的员工。

　　你可能从未听说过阿斯伯格综合征，甚至可能对孤独症也一无所知，但你可能在电影、电视上看到过带有阿斯伯格综合征特征的人物形象，或者你在社区里就见过阿斯伯格人士。

　　在媒体上，有许多人物表现出阿斯伯格综合征的特征。在电影《星际迷航》中，由莱纳德·尼莫伊（Leonard Nimoy）饰演的斯波克（Spock）表现出阿斯伯格人士典型的情绪低落。在电影《尽善尽美》中，由杰克·尼科尔森（Jack Nicholson）饰演的作家梅尔文·尤德尔（Melvin Udall）表现出强迫症的症状。他的不当言辞和对规程的强烈需求也是阿斯伯格综合征的典型症状。同样，在电视剧《神探阿蒙》中，托尼·夏尔赫布（Tony Shalhoub）饰演的前警探艾德里安·蒙克（Adrian Monk）也以其表现证明，如果从事合适的工作，强迫性特征也可以成为一种优势。在电视剧《法律与秩序：犯罪倾向》中，文森特·多诺费奥（Vincent D'Onofrio）饰演的侦探罗伯特·戈伦（Robert Goren）表现出了与阿斯伯格综合征相关的身体抽搐和对细节的迷恋。

　　数量惊人的人患上了2000年6月《纽约时报》上所说的"小教授综合征"

（Little Professor Syndrome）。据估计，世界上有数百万人患有这种障碍。其中许多人拼命想找到一份工作并保住它，但因为他们独特的差异表现，其中的大多数人无法在职场取得成功。据估计，未实现充分就业及失业的阿斯伯格人士达到了 80%。即使是那些接受过高等教育的，就业率也很低。阿斯伯格人士的就业问题很复杂。因此，解决方案并不简单，但也并非不可能。

对于有认知差异的人来说，从学校充分过渡到工作岗位的支持帮助很少。这些支持的力度因每个国家的政策而异，但通常是通过社会服务机构或残疾人就业服务中心提供的，而这些机构的资金和训练资源总处于短缺状态。那些帮助人们克服身体、情感和认知差异的咨询师，往往很少或根本不了解这种特殊的障碍以及其带来的独特挑战。普通的职业介绍所往往没有能力帮助阿斯伯格求职者。那么，家庭、教师和咨询师从哪里可以获得他们所需要的指导和支持呢？

《走进职场》一书旨在帮助每个希望看到阿斯伯格人士在竞争性就业中获得成功的人。在这里，读者可以找到建议、容易操作的评估方法、教学技巧和实用工具，以帮助他们的阿斯伯格综合征亲属、朋友、客户或学生获得成功。

我在为阿斯伯格人士寻找有意义的工作方面有 15 年的经验，本书就是这些成功经验的结晶。在长达十五年的时间里，通过将工作与社会工作结合起来，我为阿斯伯格人士找到工作的成功率达到了 92%。我会考察一个人生活的各个方面，并为每个人量身定制最有效的解决方案。

本书中所描述的方法已经帮助数百名阿斯伯格人士在各行各业、规模各异的公司中发挥其就业潜力。

这个方法之所以有效，是因为它不仅展示了如何识别影响就业的相关优势及其挑战，同时也展示了如何将阿斯伯格综合征的独特性转化为优势。读者将学会如何利用阿斯伯格综合征的特征打开就业大门，并向雇主展示雇用阿斯伯格人士的长远利益。读者将深入了解阿斯伯格人士在工作场所面临的具体挑战，以及如何应对这些挑战。读者还会了解到哪些工作尤为适合阿斯伯格人士，哪些工作他们应该避免从事。

没有接触过阿斯伯格人士的人会发现，要理解这种障碍的复杂性和本质是很有挑战性的。那些熟悉这种障碍的人可能会发现很难预测它会如何影响工作表现。本书对这两类人都有帮助。

　　这本书中介绍的内容就是让读者提前知道该寻找什么，该期望什么，以及如何处理这一群体在找工作时遇到的障碍和挑战。如果读者遵循书中的指导，就能成功地为他们的阿斯伯格朋友、家人、学生或客户找到有意义的工作。

　　我见证了自己的方法帮助数百人找到有意义的工作；我见证了缺乏自信的人是如何变得自信，成为有贡献的员工，见证他们是如何在生活中从绝望走向成功；我也见证了雇主从起初不情愿到后来大力支持的转变。

　　我很高兴能与大家分享一些阿斯伯格员工的成功故事，并将他们的经验分享给那些仍在找工作的人。我的许多观点都来自我共事过的雇主和员工的家庭成员，当然还有员工本人。

　　在过去的几年里，来向我咨询的客户数量翻了好几番。我被要求在世界各地提供服务。显然，阿斯伯格人士迫切需要专门的服务。怎样才能让人们都了解并使用我的方法呢？这本书就是答案。

　　本书将分享阿斯伯格人士的真实故事，包括他们的挣扎和成功，以及评估工具和策略，如"就业工具箱"和"四大支柱教学法"，后者是专门针对阿斯伯格人士的有效教学策略。这些策略可以运用到他们生活的方方面面，这不仅可以帮助他们发挥潜力，实现就业目标，还可以帮助他们过上更快乐、更有成就感的生活。

目　录 CONTENTS

第二部分：基础工具

第三部分：愿景

第一部分

参与者

第一章 希望

要想为阿斯伯格人士找工作，你需要知道什么？

想象一下，你在玩一种电脑游戏，游戏页面的每个角落都有你必须破解的谜题，全部解开才能进入下一关。如果你日复一日地生活在这种游戏场景中，得感到多么筋疲力尽呀！想象一下，如果你永远不知道接下来会发生什么，不知道什么会突然出现在你面前，不知道什么考验会把你难住，让你卡在那个地方很长一段时间，你会有多大的压力。

如果你能想象出这是一种什么样的生活，也许你就能理解阿斯伯格人士日常是如何生活的了。这样的生活是一场持续性的对策略和耐力的考验。阿斯伯格人士是现实生活中的英雄，但是在我们的社会中，他们通常被视为弱者。然而，他们不是弱者，而是真的了不起，如果他们得到恰如其分的支持，如果身边的人能够相信他们，给他们机会，他们就可以取得成功。要想帮助他们找到有意义的工作，就要发现他们的优势，并运用有效的策略。本书就是介绍如何帮助阿斯伯格人士在职场上获胜的。

阿斯伯格综合征的天赋

阿斯伯格综合征是一种天赋，而不是诅咒、苦痛或判决。阿斯伯格人士是和我们一样的人，只是碰巧他们以一种独特的方式来看世界。我的那些阿斯伯格综合征客户让我受益匪浅。他们教会了我要有耐心、如何忍耐、如何去爱和如何争取成功。我很敬佩我的客户，因为他们每天都要面对一个丝毫不理解他们的世界。他们的朋友很少，很少有人愿意花时间去理解他们。在社区和学校，他们经常被孤立，成为替罪羊，但他们并没有因此而放弃努力，而是一次次尝试直面这个对他们缺乏宽容和仁慈的世界。这需要极大的韧性、勇气和毅力，在这方面，有些人一辈子也无法与他们匹敌。

想想看，如果一个人有这样的毅力、韧性和决心，热切追求成功，这不正是雇主所看重的品质吗？很难想象一个雇主会不想要一个可靠的、坚毅的、积极上进的员工。我们要做的就是牵线搭桥，让他们从对方那里得到他们需要的东西。

对于雇主来说，阿斯伯格人士是一座有待开发的金矿，但是他们中的大多数人并没有意识到这一点。要想帮助阿斯伯格人士找到合适的工作，就要让雇主看到他们身上的优势，并教他们如何充分发挥这些优势。

奇迹

阿斯伯格人士可以是优秀的员工，这一点已经被反复证明。有时候，重要的不是他们在一个岗位上工作了多长时间，而是他们在那里的影响。看到工作场所其他人的态度因为这样一个员工而改变，这是令人惊讶的。

亚历克斯是一个有阿斯伯格综合征的年轻人，他在一个小仓库找到了一份工作。这家公司大约有 15 名员工，亚历克斯的工作是在仓库负责分拣和包装，没过多久他就熟悉了工作内容，这给雇主留下了深刻的印象，因为做这份工作需要记住很多东西。亚历克斯身材瘦小，性格很安静，有点腼腆。对于那些别人拿起来像海绵一样轻的箱子，他搬起来却很费力。在完全适应新环境之前，他的社交技能顶多算是够用。他只会在绝对必要的时候问问题，也只会在有人直接问到他的时候回答问题。除此之外，他总是沉默寡言，独来独往。

三个月之后，亚历克斯慢慢地开始从他的"壳"里走出来。在休息时间，他和同事坐在一起，微笑着听别人聊天、开玩笑。有一天他讲了一个笑话，没有人觉得这个笑话好笑，但每个人听到他讲笑话时都很震惊和激动，所以他们都笑了。从那天起，亚历克斯开始加入日常休息时间的闲聊。他得到了一个为人可靠、工作努力的好名声，并且总是能想出一些聪明的"俏皮话"，让每个人都猝不及防。在仓库里，他和那些"大块头"们谈笑风生，打成一片，他们显然很尊重他，这实在很神奇。自从亚历克斯在仓库工作之后，这里的气氛就变得很有活力。

后来公司被收购了，新老板不得不大幅裁员，解雇了几名员工，其中就包括亚历克斯。仓库经理皮特坐在会议室里的椅子上，等着亚历克斯进来。他真的很尊重亚历克斯，竭尽全力想保住他的工作。皮特想起自己刚接触亚历克斯时有点担心，因为不知道自己该说什么，也不知道该怎么跟他说话。然而，随着时间的推移，亚历克斯的社交障碍似乎消失了。他看到的亚历克斯是一个很棒的人，比他雇用过的任何人都更加努力。这是一次艰难的会谈，但亚历克斯泰然处之。最后，他说："好吧，我想是时候另谋生路了，我需要多学点东西。"

在亚历克斯离开那天，全公司的人都来送行。他自豪地离开了第一份工作，觉得自己很有归属感，也很受重视，现在，他在另一家仓库工作，很开心，也很成功。

从那以后，和他一起工作过的同事陆续跳槽到其他公司，他们一直在询问如何把像亚历克斯这样的人带到他们的新工作场所。亚历克斯不仅为那家公司做出了贡献，还为其他像他这样的人开辟了道路。

每个阿斯伯格人士可以做到这一点。我本人曾看到他们在银行、政府部门和高科技公司产生类似的影响。环境并不重要，重要的是人，人可以创造奇迹。

为什么找到合适的工作很重要

工作和家庭是社会的基本组成部分。两者构建了一个人的关系和责任网络，这在很大程度上从个人、群体和社会三个方面定义了每个人的身份。

职场关系存在于雇主和雇员、同事和客户、供应商、股东、利益相关者、监管机构和竞争对手之间。即使对人际交往能力良好的人来说，职场关系也可能是复杂的，具有很强的挑战性。

阿斯伯格人士在适合自己的工作中，能够处理好工作关系和责任，并对社会做出有意义的贡献。在职场上，每个人都各得其所。阿斯伯格人士只需要一些帮助来发挥他们的潜力，就可以为他们所处的环境做出很大的贡献。

让各有所长的人各尽所能，这在很多层面上都有利于社会的发展。

现代世界的进步，可以归功于为了克服困难的需要而进行的创新和发明，以及那些异于常人的特殊兴趣和对愿景的热情，而这些都是阿斯伯格人士会拥有的特殊才能。利用这些非凡的天赋，阿斯伯格人士在研究、制造、医药、科技和艺术等领域做出了卓越的贡献。

许多名人都表现出与阿斯伯格综合征有关的特征。这并不意味着他们都是阿斯伯格人士，而是说这种现象在历史上司空见惯。出生于多伦多的著名钢琴家格伦·古尔德（Glenn Gould）就是一个典型的例子。他是一名著名的钢琴演奏家，尤其擅长弹奏巴赫的作品，同时还富有创造性的参与广播纪录片、电视节目的制作，偶尔还进行写作。22 岁之前，他在国外并不出名。在 22 岁这一年，他演奏了巴赫的《哥德堡变奏曲》，从此一举成名，成为一代传奇。在去世后，人们猜测他有阿斯伯格综合征。这也许可以解释为什么他会在七月中旬穿着厚重的外套，并且围着厚厚的围巾。当他演奏的时候，他还会不停地哼唱，这显然是一种难以自控的行为。后期技术人员还要想办法把他的哼唱声从唱片中去除。据报道，他的行为有时会令人不快。尽管如此，他依然是一个谈吐文雅、很有教养、智商也很高的人。

这个世界要学着多一些宽容，而要想做到这一点，方法之一就是要让生活这里的特殊的人们多一些积极的体验。

如果阿斯伯格人士为社会做出了贡献，就可以从整体上提高生产力，因为这样可以减少其家庭成员和专业人士的压力，如医生、教师、咨询师和社会工作者。本书就是针对这些人的。授人以鱼不如授人以渔，与其只帮助一个人，还不如帮助更多的人。

收获

无论你是阿斯伯格人士的家庭成员、咨询师、雇主还是其本人，你都会在阅读本书的过程中有所收获。你会遇到很多想要帮助你的人，你也会感受到你的工作对他人的积极影响。

帮助别人获得更多的自我认知，教他学会安身立命的技能，为他指明正确的方向，帮助他获得成功，这是很令人欣慰的。

只要有开放的心态和向上的动力，一切皆有可能。

有成千上万的雇主将从雇用阿斯伯格员工中受益。随着"婴儿潮"一代人的退休，许多公司正在寻找新的人才填补空缺。他们还没有意识到阿斯伯格综合征人士的潜力。

通过适当的培训和指导，阿斯伯格人士可以为他们所在的社区做出重大贡献。如果他们遇到合适的工作和雇主，他们会成为出色的甚至是卓越的员工。但是，如果他们没有胜任工作的能力，就没有人会雇用他们。像其他求职者一样，阿斯伯格人士必须是合格的、有准备的。本书中提供了一个经过验证的有效流程一步一步地指导你，帮助阿斯伯格人士进入职场，并获得成功。

经过实践证明的工作流程

为阿斯伯格人士找到合适的工作比普通的牵线搭桥要复杂得多。这就是为什么为残疾人提供的传统职业援助服务往往不合适或无效。

我们需要了解具体的障碍情况，并评估求职者的工作技能，找到合适的工作和雇主，并提供适当的支持，帮助他们过渡到职场。

了解阿斯伯格综合征

就其本质而言，阿斯伯格综合征在不同的人身上表现得非常不同。带来的挑战难度依据每个人的功能水平和个性而有所不同。这就是为什么即使针对同样的障碍，应对方法也要因人而异。

对个体进行评估

评估求职者的优势和可能面临的挑战包括以下几个步骤，要花时间深入了解：你要帮助的对象；他对各种情况和环境的反应；他的学习方式；引起他焦虑、沮丧或愤怒的因素；他对自己和他人的认识。你需要了解他的独立程度、工作效率、是否听从指示、理解和传达信息的能力。你需要预测他在各种情况下的反应。任何让他与众不同的特点都为你提供了机会，让你能够在保护其个性的同时，帮助他更好地适应并取得成功。

合适的雇主

为阿斯伯格人士找到合适的工作还意味着要找对雇主。雇主要愿意花时间去了解阿斯伯格员工对公司的贡献——这样的雇主还是有很多的。了解雇主的需求、容忍度和动机也是员工工作的一部分。而作为中间人，你与雇主之间建立的关系和你与求职者之间建立的关系同样重要。

合适的支持

阿斯伯格人士是独特的。他们的思维方式不同，处理信息的方式不同，做出反应的方式不同，看待世界的方式也不同。基于他们所面临的独特挑战，对他们需要有独特的策略和教学方法。要想有效地帮助他们，了解他们至关重要。

通过针对不同个体量身定制方案，你可以对求职者有更深入的了解，从而更好地帮助他在职场上发挥潜力。本书的编写就是基于这种个性化的解决方案。本书所提供的每一种方法、策略和工具都考虑到这样一个事实，即每位阿斯伯格人士都是独一无二的个体。你可以很容易地为你的阿斯伯格朋友选择和定制一种适合的方法。

我将在这些年学到的所有策略、方法和经验归纳成一个体系，以便更好帮助阿斯伯格人士找到合适的工作。阅读本书，将有助于你评估求职者的就业技能，为其制定短期和长期策略。你将学会如何根据阿斯伯格人士的兴趣、技能、教育程度和才能来确定其现实的职业方向，为其权衡他能否应对在当前的就业市场所面临的挑战。你将形成自己独特的方式，以便和朋友、同事、专业人士和雇主谈论阿斯伯格综合征。除此之外，你还将学到如何帮助求职者养成一种谈论自己障碍的方式，增强他的信心，消除恐惧。

对阿斯伯格人士了解得越多，你就越能帮助他们在工作和生活中发挥自己的潜力。

为别人找工作比为自己找工作容易

艺人和作家都有经纪人，因为相对于自吹自擂，吹捧的话由别人来说时，听起来总是会更有趣、更可信。这同样适用于找工作。推销别人比推销自己更容易。

本书对你有何帮助

本书是为阿斯伯格人士的家庭成员和专业人士编写的全方面指南，但是阿斯伯格人士本人也会发现它非常有用。这本书涵盖了你在帮助他们求职时需要知道的一切，包括：

- 工作中不同人所扮演的角色
- 了解雇主想要什么，以及如何满足他们的需求
- 了解什么是竞争性就业
- 针对阿斯伯格成年人的有效教学策略
- 评估工作准备状态
- 确定工作中的挑战
- 克服工作中的挑战
- 为工作奠定技能基础
- 选择合适的工作方向
- 怎样找到合适的雇主
- 如何进行有效的岗位搜索
- 如何说服雇主
- 如何说明他们的障碍
- 如何完成职场过渡
- 如何保住一份工作

读完这本书，你将成为帮助阿斯伯格人士寻找工作的专家。你将掌握一些必要的方法，学会如何明智地与雇主和联系人谈论这种障碍。你分享的内容将很有说服力，也很有趣，赢得潜在雇主的信任。你从这本书中获得的知识和技能会让你为求职者找工作比为自己找工作更容易。

了解每一个有助于阿斯伯格人士成功求职的参与者的角色，将帮助你为未来的旅程做好准备。作为家庭成员或专业人士，你将不得不审视自己在这一过程中的角色。在此过程中你所收获的对自己的新的认知可能会让你大吃一惊！我从客户那里学到的东西帮助我改进了我的方案、策略和方法，最终帮助数百名阿斯伯格人士成功获得有意义的工作。作为一个阿斯伯格人士，这本指南也可以帮助你更好地理解自己在这个过程中的角色，并让你更深入了解自己和帮助你的人所面临的考验与磨难。你可以利用这些信息帮助你自己和那些帮助你的人。

当你读完这本书的时候，你将获得可以帮助阿斯伯格人士找到并保住工作所需的知识。你们将获得两件非常强大的武器：知识和希望。也许最重要的是，你将体验到帮助阿斯伯格人士发挥潜能的那种快乐。

第二章　雇主

爱出者爱返，福往者福来。

艾琳拥有一家小型零售分销公司，为零售商店提供展示和销售商品所需的所有物品。她在 20 世纪 90 年代初创办了这家公司，一开始是自家地下室作为家庭办公室，向零售商店销售手袋。后来她的业务扩展到贩卖衣架和纸巾，然后是盒子和衣架。很快，她的销售范围遍及全国，地下室的空间已经不够用了。她在城中的工业区租了一个小仓库，这就需要更多的人手。对她和阿斯伯格人士来说，这是一个双赢的局面啊！

艾琳很愿意让阿斯伯格人士尝试一下，但她也诚实地表示，她的公司规模很小，如果员工的工作效率太低，她是无法继续雇用他们的。我向她介绍了两个人，轮流上班，乔尔负责上午，泰德负责下午。这样最终可以观察出两个人中谁可以胜任。两人都是二十出头，这是他们的第一份工作。他们都对在仓库工作很感兴趣，都急于证明自己可以胜任这份工作。就业辅导员对他们进行了为期两周的训练，帮助他们了解自己的工作，组织他们的日程安排，以确保他们的工作效率。就业辅导员还指导艾琳如何更好地与两人沟通。

两个年轻人都非常努力地了解整个仓库的情况，记忆数百个产品代码。他们必须掌握安全步骤和常规。对他们两人来说，这项工作也是一项体力上的挑战，因为他们都不习惯连续几个小时搬运东西或站着。轮班结束时，两个人都筋疲力尽。

让艾琳又惊又喜的是，泰德和乔尔很快就学会了该如何做好他们的工作。泰德比乔尔外向得多，但两人的表现都很优秀，不久就可以独立工作了。虽然两人不在同一个班次上工作，但他们会在午餐时间遇到对方。两人会互相致意，但除此之外，并没有更多的互动。

几个月后，艾琳和我坐下来讨论泰德和乔尔的长期聘用问题，她告诉我，她想把他们俩都招为全职，作为永久雇员，这让我非常激动。艾琳告诉我，在这个行业里很难找到好工人，即使找到了，也很难留住。乔尔和泰德帮了她的大忙。两个人都很准时，很少生病，在处理订单时也非常细心。艾琳知道他们并不完美，但她说，她宁愿接受乔尔或泰德的问题，也不愿意接受她以前的一些员工的问题。她说："如果泰德工作太慢，我只需要让他快一点，他就会这样去做。他不会生气，也不会在背后说我坏话。他只是尽力而为。即使有些箱子乔尔搬不动，我也不介意，因为他在其他方面弥补了这一点。两人都很有礼貌，很容易相处。最重要的是，他们很努力，我知道他们总是在尽最大努力。"她接着说，"他们两个不会弄虚作假，我从来不用担心他们会制造麻烦，也不用担心他们会偷懒，躲到一边去抽烟。如果我看到他们没有干活，我知道那不是因为他们懒惰，而是他们已经完成了任务，只是忘了让我分派新的工作。其他人的问题要比这严重得多。再说，即使在这方面他们也在改进。"

在遇到泰德和乔尔之前，艾琳从来没有雇用过残障人士。她告诉我她会保持开放的心态。目前，艾琳是我们有力的支持者之一。她逢人就夸这两个年轻人做得有多好。她为他们和他们的成功而感到骄傲。这个真实的成功故事讲述了一个拥有开放心态的雇主是如何解决问题的。现在，艾琳又要开一家新公司了，她已经联系我，让我帮她物色几个新员工。

了解雇主

要想找到合适的工作，就得了解雇主。这一点很重要，因为雇主有他们自己的特殊需求。有些雇主告诉我，如果有人能理解以下几点，他们会很高兴：

驱动雇主的因素是什么

驱动雇主的因素有很多，但最基本的因素是他们对盈利的需求。毕竟，雇主做生意是为了赚钱，通常这条底线会决定招聘的结果。即使是格局大气的雇主也要考虑盈利的问题。

一个胸怀宽广的雇主是很好，但是他必须能够发得起薪水。

大多数雇主都是优秀的公民，希望在力所能及的范围内为社会做出贡献。他们会为一些公益活动慷慨解囊。但是，作为雇主，他们不会雇用任何无法完成自己分内工作的人。盈亏因素不容忽视，雇主需要确保自己雇用的人自己对公司做出贡献，其工作范围包括在财务部门工作，也包括初级职位，比如把杂货店的手推车推到围栏里，或者是打扫停车场。任何一个员工都要向雇主证明雇用他是值得的。

雇主会担心什么

人们往往害怕未知。如果一个人不理解某件事，或者某件事完全是在他的经验之外，那么他更有可能对它保持警惕。那些从未接触过认知上有差异的人的雇主可能会对雇用他们感到紧张。提前知道这一点很重要，因为这可以让你为各种反应做好准备。想一想雇主第一次接触阿斯伯格人士时会有什么感受。阿斯伯格求职者往往会避免眼神接触，他们可能不会对雇主说很多话，或者无法理解雇主的问题。他们可能会脱口而出一些不恰当的话，或者可能会有一些奇怪的行为。对于那些不知道如何回应的人来说，这些行为可能是令人生畏的。我曾经陪一个阿斯伯格求职者去参加面试，他很唐突地对面试他的雇主说："嘿，你说话像《阿甘正传》里的阿甘。"雇主大吃一惊，一时竟然不知道该如何应对。

战胜恐惧最好的方法之一就是扩展知识。先了解才会理解，才可能减少恐惧和误解。一旦雇主对与众不同的员工有所预期，那么他通常就会愿意给他机会，看看他能做些什么，即使他的贡献可能是有限的。

雇主为什么要招聘残障人士

雇主招聘残障人士的原因有很多。雇主为什么要招聘和招聘谁取决于公司的规模、需求和文化。主要原因可以分为以下三大类：

- ·政治上的原因
- ·为了满足特定的劳动需求
- ·企业的社会责任

政治上的原因

与政府有大量合作的公司可能会被要求满足某些招聘条件，只有这样才能获得政府合同。例如，加拿大联邦政府有一个名为"联邦承包商要求"的就业公平项目，对那些与省级政府有业务往来的公司也有这方面的要求。根据这些合同，雇主在招聘时必须招纳一些残障个体。有类似项目的国家包括德国、日本、埃及和波兰。

雇用残疾人的其他政治激励措施包括各种工资补贴和税收优惠，为雇用有特殊需要的员工的雇主提供补贴或减税。采取这些激励措施的国家有美国、加拿大、澳大利亚、新西兰、英国、以色列和荷兰。

虽然这些政治激励措施不能解决社会中就业的不公平现象，但它们确实可以为特殊需要人士提供工作机会。关注自己损益表底线的公司或雇主会希望得到工资补贴或税收减免，这可能会影响他们在招聘过程中的决策。然而，在与雇主讨论政府激励措施时，有一点需要注意，那就是要确保雇主是认真进行招聘的，而不仅仅是冲着激励措施。对新员工来说，后者可能会让他们失望，因为他们将把大量的精力投入到这份工作之中。大多数雇主在雇用有特殊需要的员工时都是非常真诚的，但还是要谨慎地核实可能会得到的激励。

为了满足特定的劳动需求

在未来十年里，数以百万计的就业机会将出现。研究表明，从历史上看，残疾人的雇用趋势会和普通人的雇用趋势相一致。这意味着在未来几年中雇主将大量招聘残障人士。此外，婴儿潮一代正在老龄化，将在未来十年陆续退休。年轻一代刚好得到机会填补这些职位。

这对求职者来说是好消息，对阿斯伯格人士来说尤其是好消息，他们经常被忽略，并不是因为他们缺乏技能或能力，而是因为人们对他们的误解。

面临招聘缺口的雇主将更有动力去寻找不同的人才，以满足他们的招聘需求。有了需求，再辅之以教育和有力的支持，阿斯伯格人士将处于一个十分有利的位置。

> 好雇主愿意学习如何适应阿斯伯格员工，以获得拥有一个好员工的长期收益。

对人才的需求只是帮助雇主睁开眼睛，发现他们过去可能没有意识到的其他可能性。

企业的社会责任

如今，许多公司都把回馈社会作为头等大事。他们通常会有企业或社会责任项目。公司和个人在选择是否与一家公司做生意或接受一个职位时，都会考虑该公司是否有良好的公民责任感。公司文化也会影响员工的去留，而这对雇主来说是至关重要的。许多雇主和政府部门制定了"最佳实践"方案，以支持招聘和培训有特殊需要的人。例如，加拿大皇家银行金融集团成立了一个残疾员工咨询委员会，研究如何使该银行成为残疾人的就业首选。他们已经实施了几个方案和项目来支持对残疾人的雇用。这已被企业界奉为典范，其他金融机构也纷纷效仿，采取了类似的举措。

"社会营销"正在成为企业界的一个新概念。企业开始认识到，为帮助残疾人就业提供金钱、实物和义务性的帮助是很好的宣传手段。例如，微软公司在招聘过程中就主动招聘残疾人。1999 年 10 月，该公司与国家商业和残疾人委员会（National Business and Disability Council）共同创立了"帮助就业协会"（Able to Work Consortium），突显了其在这方面的领导地位。这个协会是一个由 20 多家公司组成的独立商业财团，致力于通过提供信息和提高认识来增加残疾人的就业机会。微软还为高中和大学阶段的残疾学生提供奖学金。显然，他们了解这些尚未被开发的劳动力的价值。微软似乎对孤独症谱系障碍很感兴趣。他们已经成为美国第一家为其员工的孤独症治疗提供应用行为分析（ABA）服务的全国性公司。

竞争性就业

本书的编写目的是为了帮助阿斯伯格人士找到合适的竞争性工作。在你开始为阿斯伯格求职者找工作之前，你需要清楚地了解竞争性就业的意义。雇主希望他们的员工具有生产力，能够为公司带来收益，因为大多数公司无法养闲人。雇主会雇用残疾人，甚至会迁就他们的特殊情况，但前提是员工要有被雇用的价值。竞争性就业意味着同工同酬。当你在寻找适合阿斯伯格人士的工作时，必须记住这一点。他们必须要有基本的技能，这样雇主才会认真考虑他们作为竞争性职位的人选。

让我们来看看有哪些不同类型的工作：

· 竞争性工作包括所有为了报酬或利润而进行的工作。

· 全职工作是指通常每周工作三十小时或三十小时以上的工作。

· 兼职工作是指每周工作时间通常少于三十小时的工作。

· 长期工作是指长时间从事（没有明确终止日期）的工作。

·短期工作是指临时性的工作。

·季节性的工作也被认为是长期的，因为在忙碌的季节往往需要工作很长时间，如建筑业、渔业和农业。

·个体经营正变得越来越普遍，这种经营方式建立在合同基础上，提供服务、进行生产和销售活动。个体经营者依靠自己的主动性和技能获得收入。

怎样才能具有竞争力？

员工必须具备基本的工作技能才会被认为具有竞争力。对于不同的雇主最低要求也是不同的，取决于公司的需要和工作的要求。然而，每个雇主都有一些基本的期待。一个员工如果能够满足这些期待，就可以说是有竞争力的。雇主招聘时主要看两个方面：技能和素质。技能是从事工作的实际能力，例如：计算机操作技能、书面沟通技能、体力。素质更多的是指个人的品质或性格，例如：是否随和、是否有创造力、是否积极主动。

毫无疑问，对于大多数有阿斯伯格综合征的员工来说，一些特殊照顾是必要的。雇主要明白，阿斯伯格员工可能需要更多的监督，或者可能需要更长的培训时间来提高工作效率。即使有了这样的认识，雇主仍然要求这样的员工具有基本的技能水平，并能够融入公司的企业文化。

根据美国全国大学与雇主协会（美国劳工统计局，美国劳工部，www.bls.gov）发布的《2003年就业展望》，当时雇主最需要员工的十大技能和素质如下：

1. 沟通能力（包括口头和书面）

2. 诚实／正直

3. 团队合作能力

4. 人际交往能力

5. 积极性／主动性

6. 职业道德

7. 分析能力

8. 灵活性／适应能力

9. 计算机操作技能

10. 时间管理／组织能力

沟通能力

雇主希望员工既能够聆听又能以口头和书面形式传达信息。对雇主来说，沟通能力很重要，因为他们需要知道员工在想什么，并且希望员工能够清晰地表达他们对工作的想法。这有助于提高员工的工作质量。沟通能力还包括向他人传递的非语言信息。对阿斯伯格人士来说，沟通能力是一个挑战，非语言沟通尤其如此。

诚实 / 正直

雇主需要能够信任他们的员工。这种信任包括知道他们的员工将以雇主或客户可接受的方式按时完成工作。雇主需要知道他们的员工会守时，并投入足够的时间进行工作。这是阿斯伯格人士的强项。他们通常非常值得信赖，诚实可靠。

团队合作能力

无论是完成某一个项目，还是执行一般任务，员工之间经常需要合作。雇主需要员工能够在团队环境中高效合作。虽然这可能不是阿斯伯格人士的强项，但他们有能力参与团队合作，特别是当团队规模较小且始终如一时。为了促进团队合作，对阿斯伯格员工来说，最好在团队中能够有一个主要联系人。

人际交往能力

团队合作能力通常是指能够与他人进行良好的合作，而人际交往能力是指能够与他人形成良好的人际关系。这意味着要有同理心、同情心，能理解他人的感受和想法。对于阿斯伯格员工来说，这是一个挑战，因为阿斯伯格综合征的本质往往是以自我为中心。最有可能的情况是，当你帮助他们提高技能时，你必须得帮助他们解决这个挑战（详见本书第二部分）。

积极性 / 主动性

对雇主来说，员工的积极性是至关重要的。一个缺乏积极性的员工不会高效，也不会可靠。雇主宁可要一个技能一般但是积极主动的员工，也不会要一个技能很好但是缺乏动力的员工。如果员工积极主动，那么他可能会主动学习或提升技能，以便更好地胜任工作。许多阿斯伯格人士的工作积极性很高。他们会在力所能及的范围内想方设法把工作做好。一个缺乏积极性的人很难找到工作，更不用说保住工作了。这种积极性来自员工的内在。

在某种程度上，雇主或管理者都必须激励他们的员工，让员工们为完成总体目标和战略努力团结一致，这是雇主或管理者工作的一部分。但是雇主没必要为了激励员工而激励员工。如果员工缺乏自我激励，这可能会成为雇主的负担。

雇主也希望员工能够主动，这意味着他们能够在不用被要求的情况下做事情。对一些阿斯伯格人士来说，这可能是一个挑战，因为这通常要用到观察和判断能力。阿斯伯格综合征往往会影响判断能力，因此个体很难做到不用被告知就知道需要做哪些工作。这可以通过帮助求职者列出一份工作清单来解决。这通常足以满足雇主的基本要求。

职业道德

如今，雇主们很难找到具有强烈职业道德的员工，这就是为什么他们觉得这对于新员工很重要。良好的职业道德包括可靠、准时、愿意在需要的时候加班，以及做比预期更多的事情。雇主非常看重员工的这些品质。阿斯伯格员工通常有良好的职业道德，他们可以在这方面大放异彩。

分析能力

许多工作都需要用到分析能力，比如批判性思维能力和根据提供的信息得出结论的能力。通常，阿斯伯格求职者具有良好的分析能力，能够快速分析信息，特别是技术类的信息，一般在财务、工程或计算机编程等方面会涉及。

灵活性 / 适应能力

雇主希望员工能够与时俱进。大多数工作环境都处于变化之中，雇主希望他们的员工能够在新观点、技术以及文化氛围出现时轻松、快速地转变。灵活性和愿意妥协会让员工更有价值和更受欢迎。众所周知，阿斯伯格人士的灵活性很差，但这并不意味着他们没有这种能力。通过个人努力和施以一些适当策略，他们通常可以达到能让雇主满意的灵活程度。

计算机操作技能

现在已经很少有工作不需要最起码的计算机操作技能了。如果一个人没有足够的计算机操作技能，就业选择范围就会大大缩小。大多数雇主希望员工至少掌握基本的计算机操作技术，包括文字处理、收发电子邮件和使用互联网。如今，更多的雇主希望看到更高水平的计算机操作技能，包括演示文稿、制作电子表格，可能还有一些基本的编程或网络知识。

时间管理 / 组织能力

雇主希望雇员具备良好的时间管理和组织能力，因为这些能使他们更有效地工作，减少压力和分心，提高效率。虽然一些阿斯伯格员工在这方面有出色的表现，但有些人会在时间管理方面有困难，需要用一些合适的策略来弥补这一缺陷。借助检查表、计时表和电子日程安排表等工具，求职者完全可以提高他们的时间管理和组织能力，达到雇主可以接受的水平。

其他重要的个人素质

个人素质是员工所具有的品质或特征，会影响员工独立工作或与同事合作的方式。雇主往往会对具有以下素质的员工很感兴趣：

· 创造性

· 细心

· 自信

· 友好、外向的性格

· 灵活

· 礼貌

· 幽默感

雇主更倾向于雇用一个对人友好、讨人喜欢的人，一个积极主动、尽自己最大努力的人，而不是那些能力超群但不好相处的人。虽然阿斯伯格人士不一定能够做到圆融，但他们天生的诚实个性和职业道德往往可以弥补这一点。

一旦阿斯伯格综合征员工适应了周围的环境，通常就会开始游刃有余，他们独特的魅力和个性会巩固他们在公司中的地位。有时正是自身的素质帮他们保住工作，并赢得雇主和同事的支持。

阿斯伯格人士该如何竞争？

研究表明，在新员工的个人素质和技能中，沟通能力是雇主最看重的。紧随其后的是诚实 / 正直、团队合作能力、人际交往能力和主动性。

"完美"的求职者还有一些相关的工作经验。今天的工作越来越要求员工能够进行团队合作，与同事和客户有效互动，在没有密切监督的情况下完成工作任务。

许多雇主所看重的品质，似乎恰恰是许多阿斯伯格人士最缺乏的。事实上，在与普通人竞争就业机会时，阿斯伯格人士面临更大的挑战。他们是不同类型的员工，至少需要雇主提供最基本的特殊照顾。尽管如此，他们可以去竞争，也可以通过找到自己的用武之地，发挥自己的长处，从而获得成功。

现实是，要想找到适合阿斯伯格人士的工作，就必须找到一个理解他们的雇主。无论应聘者的能力如何，由于自身障碍，他很可能会在某些时候遇到一些困难。但是，有了适当的培训和支持，他完全可以从事竞争性的工作，成为一名有价值的员工。比较矛盾的一点是，往往正是阿斯伯格人士的与众不同的表现为他提供了进入公司的机会。对此，在本书第13章会有更详细的讨论。

特殊照顾

特殊照顾是指雇主对特殊员工的额外支持。对于身体有残疾的人来说，这可能意味着为其修建一个轮椅坡道或改造一个工作站。对于阿斯伯格员工来说，这可能意味着允许其有更长的学习周期，允许他逐渐过渡到全职，把任务分解成更小、更容易处理的步骤，多回答问题，学习如何更清晰地表达与沟通，把指示写出来，或适应一些他的异常行为。

雇主愿意在多大程度上迁就一个员工取决于他自己，以及他雇用该员工的需求和动机。如果新员工最终表现出了较高的工作效率，并且在雇主为其支付了最初的培训费用后仍然选择为雇主服务，那么他更有可能受到雇主的特殊照顾。归根结底，要想让雇主雇用需要特殊照顾的人，必须要有一个让他这样做的理由。这种理由通常是能够给雇主带来经济利益，无论是短期的，如得到工资补贴，还是长期的，如员工的工作稳定性。无论是哪一种情况，都将影响公司的盈利，并有助于公司发展和繁荣，因此雇主才会有足够的动力。

谁会雇用阿斯伯格人士？

这个世界是由各种各样的人组成的，不同的人们被许多不同的事情所激励。这就是为什么这个世界有时充满惊喜，有时也会令人失望。雇主雇用阿斯伯格人士或其他残障个体是有具体原因的。了解谁会雇用你，他们为什么会雇用你，这对成功地找到合适的工作至关重要。首先，你需要有一个出于正向动机而愿意雇用你的雇主。对于公司来说有一件事总是很重要的，你应该始终记住这一点，那就是物有所值。雇用一个不能干活的人是没有意义的，但为了得到一个好员工，雇主通常愿意对其加以特殊照顾。

雇用阿斯伯格人士的雇主通常受到以下一个或多个因素的激励：

·有必须被满足的特殊需求；

·希望减少某些职位的人员流动；

·出于个人原因，例如：有一个亲属或朋友有残疾。

特殊需求

许多阿斯伯格人士拥有独一无二的一技之长。有一位很有才华的画家，他很难找到一份普通的工作，但他的绘画以技巧和创造性而闻名。通过不断提高绘画水平，现在他的一幅作品能够卖到几百美元。他能够凭借自己独特的才能来支付账单，过上独立的生活。

有些阿斯伯格人士可能具有特定的资格、技能或独特的经验，可以满足雇主的需要。在适当的情况下，如果有人牵线搭桥，这将是完美的合作。例如：某个城市想找人设计一个能够运行当地所有交通灯的计算机软件，他们需要一个在分析、数学和解决问题方面有天赋的人。最后他们雇用的人在这个项目上做得非常出色，以至于其他城市也想购买这个软件。设计软件的这个人就是一名阿斯伯格人士，他有足够的能力、专注力、兴趣和天赋完成这项工作。

不是每个雇主都有上面提到的独特需求，但这种情况却经常出现。我们要关注阿斯伯格人士的天赋和特殊才能，保持开放的心态，注意周围的一切，因为你永远不知道机遇什么时候会出现。

高流动性岗位

雇主更愿意雇用那些能在一个岗位上停留更长时间的员工，这样可以让他们从员工流动率高带来的问题中解脱从而获益。雇用一名员工并进行培训，对雇主来说就是一种投资，因为招聘和培训都需要时间和金钱。如果很快就失去这名员工，对于雇主来说意味着很大的损失。有相当多的阿斯伯格人士在高流动率的岗位上表现很出色。他们不仅可以达到工作所需的技能水平，而且通常可以比其他员工做得更久、更好，且一直保持对这份工作的热情。虽然有时他们可能也会厌倦这份工作，因为它缺乏他们喜欢的多样性，但他们往往也能把这样的工作做得很好，并会在那个岗位上待很长时间。这是积累工作经验的好方法，有利于他以后跳槽到另一个更有热情的岗位。

公司内部存在高流动率岗位的原因有很多。例如，从事低级工作的人在具有一定的经验后可能会晋升到更高的职位。有些工作重复性很强，并不能吸引每个从事这些工作的人。岗位的高流动性造成了雇主持续招聘的需求。这就为一些阿斯伯格求职者提供了就业机会。

个人原因

世界上许多人本着善意行事。大部分人都在为谋生而努力，其中有些人是雇主。在为阿斯伯格人士寻找合适工作的过程中，他们会很愿意提供帮助。那些与残疾人有过正面的工作接触的人，往往更愿意雇用阿斯伯格人士。事实上，他们这样做往往是因为他们理解"与众不同"的人的价值。他们知道残疾人可能需要特殊的照顾和理解，但他们也认识到雇用残疾人可以给工作环境带来积极的价值。利他主义的雇主，有残疾亲友的雇主，自己面临挑战的雇主，以及过去支持过残疾人的雇主，都更能理解这一点，为雇用他们调整工作场所。在为阿斯伯格人士寻找合适的工作时，他们会成为很好的联系人。

总结

· 雇主们做生意是为了赚钱。他们只会雇用那些能够创造价值的人。只要提供适当的条件，阿斯伯格人士可以成为优秀的员工。

· 了解可以消除恐惧和误解，打开机遇之门。

·雇主总是喜欢既能干又可靠的员工，愿意提供便利得到并留住他们。

·充分利用政府为雇主提供的雇用残疾人的激励方案。

·了解你所在社区中哪些公司有"社会责任"项目。这些公司通常更愿意雇用残疾人并对其加以特殊照顾。

·花点时间了解雇主看重员工的哪些技能，然后帮助求职者培养这些技能。

·做出雇用决策的往往是公司背后的人。请记住，你与公司中某个人之间的私人关系很可能决定求职者是否会被聘用。人们在招聘时可能会考虑很多因素，但是最终的决定总是取决于某人的个人判断。了解雇主，了解他们的动机和需求是什么，这有助于你找到合适的工作。

第三章　就业辅导员

为了发挥最佳水平，我们都需要一点训练。

迈克尔·乔丹、拳王阿里、维纳斯·威廉姆斯和泰格·伍兹都曾有教练帮助他们发挥潜力并取得成功。但是，需要训练的不仅仅是运动员。在当今快节奏的工作环境中，各个领域的人都在寻求私人教练和商业教练的支持，帮助他们克服可能阻碍前进的障碍。残障个体需要知道，他们并不是唯一在工作场所中不时需要帮助的人。

辅导员是专业人士，他们能够提供支持、建议和培训，以帮助他人发挥最佳水平。对于阿斯伯格人士来说，就业辅导员对帮助他们在职场取得整体成功起着至关重要的作用。这要通过帮助阿斯伯格人士本人和在工作场所与他直接互动的人来实现的。

就业辅导员会在阿斯伯格员工开始工作前几周为工作环境定下基调。他会指导雇主和员工，帮助他们消除担忧和误解，并向员工阐述最有效的流程。事实上，只要努力学习有效的指导方法，任何人都可以成为一名好的就业辅导员。例如，一个名叫乔希的年轻人得到了工作，在一家大银行的主要分行每周工作三个半天，帮助处理一些后勤工作。在他开始工作之前，就业辅导员得知在这家分行将召开一场大型的员工会议。乔希的就业辅导员想方设法获得了在会议上发言的机会。获得了乔希的同意后，辅导员在会议上和这家分行的其他员工谈论了乔希和阿斯伯格综合征，以及乔希在刚开始工作时可能出现的情况。她还向员工们讲解了怎样与乔希有效互动。这是一个很好的机会，跟他们说一些成功的案例，让他们在还没见到乔希之前就喜欢上他。会议结束后，大家对乔希的加入充满了期待。对于乔希的能力和他可能会出现的行为，以及需要怎样和他交流，大家都有了更好的了解。就业辅导员让分行的每个人都考虑一下，各自部门里有哪些既适合乔希又能减轻他们负担的工作。这样一来，乔希的工作内容变得更加多样化，后来他的工作时间也增加了。

因为就业辅导员在那次会议上发言了，员工们知道她是乔希支持团队中的一员。如果他们有任何问题或担忧，都可以去找辅导员。在乔希上班的第一天，许多员工都记得他的名字，跟他打招呼，这让他感到很轻松。最终，乔希成为这家分行的一名重要员工。事实证明，乔希很少出现问题。就算乔希出了什么问题，员工们也能得到来自就业辅导员的"场外"帮助。所有这些因素结合在一起，帮助乔希在工作中取得了成功。

只要阿斯伯格人士为成功做好准备，他们真的可以在工作中做得很好。在此过程中，就业导师起着至关重要的作用。

就业辅导员的重要性

要想帮助阿斯伯格人士找到并保住工作，就业辅导员的帮助十分重要。就业辅导员集翻译、教师、社会工作者、倡导者和监督者等角色于一身。好的就业辅导员知道如何建立沟通渠道，培养适当的关系，使员工顺利过渡到新的工作岗位。尽管阿斯伯格人士最终能否胜任工作要靠自己，但是在帮助他们掌握工作技能、发挥潜能奠定基础方面，就业辅导员起着至关重要的作用。

就业辅导员的重要性主要体现在以下三个方面：

· 作为阿斯伯格员工的公正代表。

· 作为雇主、阿斯伯格员工及其家庭之间的联系纽带。

· 大大增加阿斯伯格员工实现长期目标的机会。

作为阿斯伯格员工的公正代表

当我们爱一个人时，很难做到公正。不管这个人有什么缺点和怪癖，我们都会选择支持他。但要想帮助阿斯伯格人士找到并保住一份工作，关键是要做到不偏不倚的评估，这样才能清楚地看到他面临的挑战，从而针对各方面提供有效帮助。这种客观性更容易在那些和员工没有建立情感或其他关系的人身上表现出来，这时候就需要就业辅导员了。

就业辅导员能够更加务实地代表阿斯伯格员工。他可以提升员工的技能，以适当的方式解释他们所面临的挑战，以及为克服这些挑战提供所要采取的必要策略。作为一个公正的代表，就业辅导员能够帮助雇主和员工克服成功路上可能的障碍。

作为雇主、阿斯伯格员工及其家庭之间的联系纽带

阿斯伯格人士的家人，在与雇主就他们的问题进行谈判时，往往会感到不舒服。要知道家人很难做到不偏不倚，因为亲情的偏爱。从雇主的角度来看，倾听员工家人的意见可能也会让他们感到不舒服，因为员工的家人往往不清楚工作场所发生了什么。为了不冒犯员工的家人，雇主可能会加以粉饰，而这会导致各种消极情况的出现。当然，这些情况不会每次都发生，但是雇主和阿斯伯格人士的家人都更喜欢与中立的人交谈。

年轻的吉姆在一家公司工作了三年后面临失业的挑战。三年来一切似乎都很顺利，他的父母从来没有寻求过外界的支持，直到有一天老板打电话来，让他们去把儿子接回家。很明显吉姆在工作时乱发脾气了。雇主不知道该怎么办，他努力尝试让吉姆冷静。但吉姆发脾气的次数越来越多，脾气越来越大，以至于雇主不得不采取严厉的措施。他打电话给吉姆的家人，让他们把吉姆带回家，并告诉他们，如果他们不能解决，他将别无选择，只能解雇吉姆。

吉姆的家人很震惊。虽然吉姆在过去的工作中曾发生过一些小事故，但没有迹象表明情况如此严重。然而，雇主觉得自己已经向吉姆父母解释了情况，但他们并没有认真对待，因为他们认为，"嗯，这种行为没有什么的"，他们已经习惯了吉姆的情绪问题。

那么该如何解决这个问题呢？答案是引入一个中立的第三方，而这个第三方很快就发现，问题主要出在吉姆的家人和雇主之间的沟通不畅上，双方获取的信息都不全面。要想解决这个问题，需要一些调解、一个好的策略，以及一些职业指导。吉姆现在不再乱发脾气了，已经回去工作了，而且做得很好。

雇主需要与中立的一方交谈，以表达他的沮丧，阿斯伯格员工的家人也是如此。对他们来说，只要不直接交谈就容易多了，因为直接交谈时容易感情用事。在这种情况下，作为中立的第三方，就业辅导员清楚地了解双方的关注点，因此，能够采取适当的行动。

优秀的就业辅导员知道如何成为有效的调停者。他们能够传达清晰的信息，保持客观，并采取适当的行动来支持相关的每一个人。

大大增加阿斯伯格员工实现长期目标的机会

在求职过程中如果有一个就业辅导员加以支持，可以提高长期就业的可能性。通过建立适当的沟通渠道，调整预期，协调和支持每一个相关人员，就业辅导员可以为阿斯伯格员工的成功奠定基础。这并不意味着就业辅导员需要时刻盯着每个人或掌控全部情况。优秀的就业辅导员知道如何在每种情况下提供适当的训练。根据具体情况和求职者的能力，训练方式会有很大的不同。有些人可能需要高强度的一对一训练，而有些人只需要一周检查一次就行了。

就业辅导员的任务

员工必须在工作中证明自己。归根结底，他们要为自己的成功就业负责。就业辅导员负责培训员工，支持雇主，然后逐步退出，为员工的成功铺平道路。

就业辅导员的三个主要任务中都包括以下几个步骤：

1. 培训员工

· 确认每份工作的要求

· 清楚地向新员工解释这些期望，并确保他们理解

· 把每个工作职责分解成便于操作的步骤

· 有效地说明每个岗位职责

· 促进沟通

2. 支持雇主

· 与经理 / 主管和主要同事建立融洽的关系

· 培训主要员工

· 制作"工作活页夹"（具体参照 14 章 227 页）

· 解决出现的问题

3. 逐步取消支持

· 建立自然环境中的支持

· 定期进行场外检查

· 能够在需要时提供支持

培训员工

指导未来的员工是一种有限时间的投入，而不是终生的支持。就业辅导员不是要代劳，而是要帮助员工学会独立处理工作。

在工作环境中，就业辅导员的任务是说明雇主对员工工作的要求，并以一种容易被阿斯伯格员工接受的方式来帮助他达到这些要求。就业辅导员应该详细了解雇主希望如何完成某项工作，并帮助员工掌握从事该工作所需要的技能并记住相关信息。就业辅导员应该能够估算出员工需要帮助的时间和强度，以及何时逐步停止帮助。

就业导师在帮助员工和雇主学习如何一起工作、相互沟通和建立关系方面扮演着重要的角色。就业辅导员可以解释信息，帮助雇主和员工互相理解，但要确保双方在任何时候都可以直接对话。

支持雇主

就业辅导员的一部分职责是支持阿斯伯格员工更好地完成工作。而支持雇主同样重要。虽然很多时候，看上去其注意力仅仅放在培训员工上，但事实上，就业辅导员的工作是在阿斯伯格员工的就业过程中为各方提供有关支持。

得到支持的雇主更有可能为阿斯伯格员工付出更多努力。优秀的就业辅导员会联系雇主，促进雇主和员工之间的直接沟通。这种人际关系是求职成功的关键。当雇主对项目感兴趣时（在招聘新雇员的情况下，新员工就是一个项目），他更愿意去推动项目的成功。事实上，他会竭尽全力地让它成功，因为此时项目的失败会变成他个人的失败。优秀的就业辅导员知道这一点，并会努力培养雇主与新员工之间的私人关系。

指导雇主

就业辅导员必须指导雇主和其他同事如何与阿斯伯格员工共事。阿斯伯格员工和就业辅导员会一起决定将公开哪些有关残疾的信息（有关公开残疾的详细信息，详见第十二章）。然后，就业辅导员会列出雇主在与阿斯伯格员工共事之前需要了解的内容。雇主、阿斯伯格员工和导师这三个人都要参与决定哪些员工也该接受指导。

雇主应该知道如何与阿斯伯格员工有效沟通，这样阿斯伯格员工才能在工作中独立发挥作用。为了做到这一点，就业辅导员可以与雇主一起讨论下面这些关于如何与阿斯伯格员工合作的一般性建议。

如何与阿斯伯格员工一起工作

·在做出口头指示时稍微慢一点，并把它们分解成单独的步骤。

·指示要直接明了，尽量简明扼要。

·请员工复述你要求他做的事情。在员工完全理解指令之前，你可能需要重复指令。

·如果可以的话把指示写下来，这样员工在执行任务时就不会有那么多问题，也不需要那么多提醒。

·按照工作常规或流程做事时，阿斯伯格人士可以更好地完成任务。虽然常规并非一直都有，但有总比没有好。例如，员工在每天早上到岗后做同样的事情，或者每天在同一时间喝咖啡／吃午饭，或者在每天的特定时间执行特定任务。

·对于大多数阿斯伯格人士来说，同时处理多项任务是很困难的。如果你能让他们一次专注于一件事，他们就会做得更好。

·虽然阿斯伯格员工在认知上与众不同，但不要对他们区别对待。例如，他们要对自己的工作负责，要按时上班并符合岗位的要求。如果他们没有达到预期的标准，可能需要检查他们是否清楚地了解工作内容，是否被什么事情分散了注意力，或者当天是否发生了什么不同寻常的事情。这可能会帮助你们解决问题，并想出应对未来可能出现的情况的方法。如果你不知该怎么办，打电话给就业辅导员，他应该能够迅速解决大多数问题。

·对阿斯伯格人士来说，做判断和做决策常常是很困难的。当你布置任务时，一定要记住这一点。如果某项工作要求员工做出决定，试着事先列出你想要的答案类型，这样员工就能有效地完成工作，并给你想要的结果。

·当与阿斯伯格员工一起工作时，陈述明显的事实通常是有用的。对你来说有些事情显而易见，但对他们来说未必如此。

·一旦你了解了阿斯伯格人士，会发现他们通常都很有幽默感。给他们一些时间来适应新环境，你就会开始看到他们的个性。

雇主最好将以上这些建议存档，以备将来参考。

何时开始以及如何逐步取消支持

就业辅导的目的是帮助新员工掌握工作所需的技能，从而能够独立工作。逐步取消支持是这一过程中的一个关键步骤。这也是就业辅导员最难决定的事情之一。支持的次数和方式将根据每个员工、雇主和工作情况而有所不同。如果就业辅导员提供了太多的支持，人们会觉得新员工没有能力做这份工作。如果就业辅导员提供的支持太少，新员工可能会不知所措。

支持太多

过多的支持可能会引发危险的反弹。雇主和同事可能会认为这个新员工没有能力有效地完成工作。他们开始依赖就业辅导员，认为新员工的所有成功实际上要归功于就业辅导员。他们会把就业辅导员不在场时工作中出现的一切错误都归咎于新员工。当就业辅导员最终退出时，阿斯伯格员工就要承担可能与他的表现毫不相关的责任，并很容易被其他同事视为替罪羊。

你可以想象，这是一个很糟糕的局面。阿斯伯格员工的社交能力差，对情况的理解能力也差，常常会毫无防御之力。这样的情况会给他带来巨大的挫败感。最终，他可能会乱发脾气，因为他不知道如何处理。挫败感会导致他出现不恰当的行为，从而引发糟糕的后果，而最终承受这些糟糕后果的人只能是阿斯伯格员工本人。

遗憾的是，这种多米诺骨牌效应经常出现，所以人们要对是否给予过多支持特别谨慎。

支持太少

另一方面，支持太少会让阿斯伯格员工陷入困境。如果新员工负责一份工作时没有得到足够的支持，那么他可能会不理解或误解了对他这个岗位的要求。阿斯伯格员工经常被孤立，因为他不知道如何建立积极的工作关系，或者可能会误解情况，行为古怪。即使雇主知道新员工是阿斯伯格人士，他也可能不太明白如何处理相关的问题。

在这种情况下，员工、雇主和其他同事都会产生挫败感。即使每个人都有一颗金子般的心，希望看到成功，局面也可能会演变成一场灾难。有很多阿斯伯格人士因为没有获得帮助或者帮助不够而失去了工作。是因为糟糕的关系、糟糕的沟通，有时是糟糕的表现，造成了工作环境的恶化。如果就业导师没有提供足够的、适当的支持，新员工就会成为替罪羊。

如何以及何时取消支持，这取决于员工和雇主。一般的规则是，尽快逐步取消现场支持，转而采用非现场支持，比如随访和电话报到。如果需要，就业辅导员可以随时提供现场支持。

在转向非现场支持之前，辅导员需要确认新员工已经做好独立工作的准备。然后，辅导员应该和雇主谈谈，确保在他逐步停止支持之后一切顺利。通常，雇主们都很清楚新员工进展状况如何。他们希望员工尽快独立，但也愿意看到他们已经适应了，工作也做得很好，即便他们花了一些时间。当雇主觉得可以放心了，他就会很高兴看到员工在没有就业辅导员在场的情况下工作。这时就业辅导员就可以改成场外支持。

辅导员应该定期与雇主和员工进行沟通，以确保一切顺利。他可以问雇主这样的问题："他达到目标了吗？"和"他有什么不寻常的行为吗？"无论员工在工作中面临什么样的挑战，辅导员都可以向雇主询问这些问题。这样他就能够在问题刚出现时就发现它们，并迅速解决。如果导师问得不具体，可能会忽略一些严重的问题。当雇主指出问题的时候，这些问题往往已经变得更严重了，更难处理。

支持的次数和方式一样重要。

建立自然环境中的支持

每个员工在工作中都需要一些支持，这种支持可以是正式的，如工作培训、工作见习和指导等，也可以是非正式的，如主管或同事之间的帮助。当就业辅导员逐渐退出支持时，他可以把以前提供的支持转变为自然的支持。

一般来说，员工会向他们的主管寻求帮助和指示，或者向同事寻求支持。由于阿斯伯格人士在人际关系方面存在困难，就业辅导员应该确定三个关键的人：经理或主管，以及两个愿意成为员工辅导员的同事。辅导员可以将阿斯伯格员工介绍给这些人，并确保他知道，如果有任何问题，他可以与这些人之中的任何一个人交谈。那两个同事应该能够解决大多数问题，或者对接下来发生的事情做出判断。如果这两个同事都不在，阿斯伯格员工可以直接去找经理／主管。

建立自然环境中的支持有两个好处。首先，这样能帮助阿斯伯格员工确定他需要经常联系的人来建立关系。其次，这样可以确保经理 / 主管不会因为小问题而被打扰。此外，他的同事通常会把帮助他取得成功当作自己的事情来完成。而一旦人们把一件事当成自己的事情来做时，会更希望把事情做成，因为这关系到别人对自己的看法。因此，那些同事经常会不厌其烦地去帮助阿斯伯格员工。

重要的是，阿斯伯格员工要确保自己不太过依赖同事，因为如果占用别人太多的时间，就会影响别人的事情。此外，这也表明阿斯伯格员工不了解自己的工作职责。在这种情况下，他的同事应该打电话给就业辅导员。要想成功做好一份工作，界限是非常重要的。阿斯伯格员工必须了解在工作效率和社交方面的要求。

就业辅导员还要教新员工懂得职场礼仪，这样他就会知道该向谁提问题，当主要联系人不在的时候，他也会知道就具体的工作问题该向谁求助。例如：当需要请病假时，阿斯伯格员工应该知道去找谁。

就业辅导员的品质

优秀的就业辅导员集多种角色于一身，既是教师、辅导员，也是社会工作者和监督者。这些身份都需要理解人们行为的天赋和后期培养的能力。就业辅导员十分重要，可以影响到阿斯伯格员工能否成功获得工作。在选择就业辅导员时，一定要看其是否具有以下品质：

- 了解阿斯伯格综合征的相关知识
- 有相关工作经验
- 教学能力
- 职业形象
- 自信
- 创造力

了解阿斯伯格综合征的相关知识

对于就业辅导员来说，熟悉阿斯伯格综合征是至关重要的，这样才能准确地理解阿斯伯格求职者，制订有效的指导策略，解决问题，并对他人进行指导。如果辅导员不具备这方面的知识，那么在他开始为阿斯伯格人士提供就业辅导之前，要提供一份包括岗前培训方案在内的纸质版业务陈述材料。

相关的工作经验

最好是找一个有经验的就业辅导员，特别是在指导阿斯伯格人士方面。当然，这可能比较困难，因为这个领域有经验的就业辅导员数量有限。这主要是由于针对指导阿斯伯格人士就业辅导工作的方法和策略的专门培训很少。如果找不到在指导阿斯伯格求职者方面有经验的辅导员，你可以找一个有相关经验的辅导员，可以是帮助过有认知障碍，或是高功能孤独症个体的人。

教学能力

并不是所有的人都具有教学能力。有些人天生很会教，有些人则不行。就业辅导员应该是一位有天赋的老师。在培训阿斯伯格人士时，这种能力很重要，因为他会很自然地因材施教，这并非易事。如果辅导员是一位优秀的、有天赋的老师，他应该能够迅速识别并适应阿斯伯格人士的学习方式。

要想判断一个人是否是一个好老师，一个方法是让他当场教你一些东西，例如"给我描述一下你会怎么教我系鞋带"。因为这时通常人们都很有压力，这也会让你了解辅导员如何克服压力工作。

专业形象

就业辅导员是新员工的榜样，也是员工和雇主沟通的代言人。他必须在外表以及言谈上表现良好，表现出工作的专业。雇主对就业辅导员的表现和能力做出的评判，很有可能影响到阿斯伯格人士。如果你是阿斯伯格人士的亲友，那么在选择就业辅导员时，要密切关注他们的表现。他们是穿着凉鞋和T恤出现，还是穿着正式表现得像是要去办公室上班。这种外在形象的展示很重要，甚至关系到辅导员能否帮助新员工走向成功。

自信

在面试辅导员过程中，你将有机会判断教练的自信程度。他们对自己满意吗？他们知道自己在谈论什么吗？可以准备一两个问题测试前来面试的就业辅导员的信心和能力，例如：

·如果你指导的人有不合适的行为，你会怎样做？

·你会如何与那些你觉得控制欲强的父母打交道？

创造力

创造力是就业辅导员的一项重要素质。在与阿斯伯格人士打交道时，这项素质尤其重要，因为他们处理信息的方式与众不同。为了更加有效，就业辅导员需要思维敏捷，快速想出不同寻常的、通常是非正统的教学方法，这样也便于阿斯伯格人士理解讲授的内容。经验丰富的辅导员指出，创造力是他们最为看重的品质。

就业辅导员指南

就业辅导员的工作目标是帮助阿斯伯格员工在工作场所变得独立和高效。以下七个步骤可以促进所有相关人员拥有积极的体验：

1. 与阿斯伯格员工建立良好的关系。

2. 与雇主建立良好的关系。

3. 增进雇主和阿斯伯格员工之间的关系。

4. 了解工作要求。

5. 确定是何种挑战。

6. 给出应对挑战的方法。

7. 建立竞争性就业的评判标准。

1. 与阿斯伯格员工建立良好的关系

如果就业辅导员以前没有和阿斯伯格员工接触过，那么就有必要迅速与其建立融洽的关系。为了做到这一点，就业辅导员应该友好而热心，但同时要树立自己的权威。有必要把做朋友和做老板区分清楚。阿斯伯格员工要能够去倾听并按照辅导员所说的去做，同时双方互相尊重。与阿斯伯格员工之间的这种关系如果不能在一开始很快建立，以后再想建立就十分困难。

2. 与雇主建立良好的关系

从与雇主接触的第一刻起，就业辅导员就应该着手建立一种基于信任、能力和责任的关系。就业辅导员不能低估自己的影响。辅导员与雇主的关系可能会决定求职者的就业安排。当情况涉及阿斯伯格员工时，雇主会向辅导员寻求指导和支持。如果辅导员成功地建立了这种关系，他也可以期待雇主在遇到问题时尽快与他联系。这种早期预警可能有助于就业辅导员及时保住阿斯伯格员工的工作！

3. 增进雇主和阿斯伯格员工的关系

对于就业辅导员来说，从一开始就促进阿斯伯格员工和雇主之间的关系是很重要的。就业辅导员可以通过鼓励雇主直接向阿斯伯格员工发布指令做到这一点。另一方面，他也要鼓励阿斯伯格员工遇到问题直接联系雇主。促进这种关系的一个自然而有效的方法是，当雇主与阿斯伯格员工交谈时，就业辅导员站在雇主身后或旁边。这或多或少会迫使雇主主动向阿斯伯格员工说明问题，但如果有情况需要澄清，辅导员随时会提供帮助。这样不仅支持了雇主，也有助于员工识别权威人物，对一些阿斯伯格人士来说，识别权威人物可能会很困难。

4. 了解工作期望

在工作中，就业辅导员首先要确定雇主对员工的工作要求和职责。在对工作情况有了大致了解之后，就业辅导员应该和雇主详细讨论每项工作要求，并做笔记。辅导员应该了解可能存在的任何不成文的或隐含的要求，例如：着装要求，人们在工作场所喜欢被怎样称呼，以及每天的日程安排。他要让阿斯伯格员工提前做好准备，让他尽早了解雇主对他的工作要求。

对阿斯伯格人士来说，在工作中建立一套程序是很有帮助的。这意味着要确定工作任务所涉及的步骤，写下每天的常规，列出他要主动去完成的工作。最好能够将这些文件清单放进一个专门的活页夹里。这样，当周围没有人可以求助时，他就可以看一下活页夹里的清单，可能根本就不必求助了。

了解雇主对阿斯伯格员工的工作要求会让入职过程对每一个人来说都更加容易。

5. 确定挑战

对于就业辅导员来说，迅速识别出任何可能会导致阿斯伯格员工丢掉新工作的挑战是很重要的。他需要确定阿斯伯格员工的工作适应需求，以便与雇主做出安排，并开始设计工作指导策略。

就业辅导员应该密切关注任何可能超出阿斯伯格员工能力的工作任务。

系列丛书

书号	书名	作者	定价
	融合教育		
*9228	融合学校问题行为解决手册	[美]Beth Aune	30.00
*9318	融合教室问题行为解决手册		36.00
*9319	日常生活问题行为解决手册		39.00
*9210	资源教室建设方案与课程指导	王红霞	59.00
*9211	教学相长：特殊教育需要学生与教师的故事		39.00
*9212	巡回指导的理论与实践		49.00
9201	"你会爱上这个孩子的！"（第2版）	[美]Paula Kluth	98.00
*0013	融合教育学校教学与管理	彭霞光、杨希洁、冯雅静	49.00
9329	融合教育教材教法	吴淑美	59.00
9330	融合教育理论与实践		69.00
9497	孤独症谱系障碍学生课程融合（第2版）	[美]Gary Mesibov	59.00
8338	靠近另类学生：关系驱动型课堂实践	[美]Michael Marlow 等	36.00
*7809	特殊儿童随班就读师资培训用书	华国栋	49.00
8957	给他鲸鱼就好：巧用孤独症学生的兴趣和特长	[美]Paula Kluth	30.00
*0348	学校影子老师简明手册	[新加坡]廖越明等	39.00
*8548	融合教育背景下特殊教育教师专业化培养	孙颖	88.00
*0078	遇见特殊需要学生：每位教师都应该知道的事		49.00
0433	培智学校康复训练评估与教学	孙颖、陆莎、王善峰	88.00
	生活技能		
*0130	孤独症和相关障碍儿童如厕训练指南（第2版）	[美]Maria Wheeler	49.00
*9463	发展性障碍儿童性教育教案集/配套练习册	[美] Glenn S. Quint 等	71.00
*9464	身体功能障碍儿童性教育教案集/配套练习册		103.00
*9215	孤独症谱系障碍儿童睡眠问题实用指南	[美]Terry Katz	39.00
*8987	特殊儿童安全技能发展指南	[美]Freda Briggs	42.00
*8743	智能障碍儿童性教育指南	[美]Terri Couwenhoven	68.00
*0206	迎接我的青春期：发育障碍男孩成长手册		29.00
*0205	迎接我的青春期：发育障碍女孩成长手册		29.00
*0363	孤独症谱系障碍儿童独立自主行为养成手册（第2版）	[美]Lynn E.McClannahan 等	49.00
	转衔|职场		
*0296	长大成人：孤独症谱系人士转衔指南	[加]Katharina Manassis	59.00
*0301	我也可以工作！青少年自信沟通手册	[美]Kirt Manecke	39.00
*0299	职场潜规则：孤独症及相关障碍人士职场社交指南	[美]Brenda Smith Myles 等	49.00

社交技能

编号	书名	作者	价格
*9500	社交故事新编（十五周年增订纪念版）	[美]Carol Gray	59.00
*0151	相处的密码：写给孤独症孩子的家长、老师和医生的社交故事		28.00
*9941	社交行为和自我管理：给青少年和成人的5级量表	[美]Kari Dunn Buron 等	36.00
*9943	不要！不要！不要超过5！：青少年社交行为指南		28.00
*9942	神奇的5级量表：提高孩子的社交情绪能力（第2版）		48.00
*9944	焦虑，变小！变小！（第2版）		36.00
*9537	用火车学对话：提高对话技能的视觉策略	[美] Joel Shaul	36.00
*9538	用颜色学沟通：找到共同话题的视觉策略		42.00
*9539	用电脑学社交：提高社交技能的视觉策略		39.00
*0176	图说社交技能（儿童版）	[美]Jed E.Baker	88.00
*0175	图说社交技能（青少年及成人版）		88.00
*0204	社交技能培训实用手册：70节沟通和情绪管理训练课		68.00
*9800	社交潜规则（第2版）：以孤独症视角解读社交奥秘	[美]Temple Grandin	68.00
*0150	看图学社交：帮助有社交问题的儿童掌握社交技能	徐磊 等	88.00
*0380	了解你，理解我：阿斯伯格青少年和成人社会生活实用指南	[美]Nancy J. Patrick	59.00

与星同行

编号	书名	作者	价格
*0109	红皮小怪：教会孩子管理愤怒情绪	[英]K.I.Al-Ghani 等	36.00
*0108	恐慌巨龙：教会孩子管理焦虑情绪		42.00
*0110	失望魔龙：教会孩子管理失望情绪		48.00
*9481	喵星人都有阿斯伯格综合征	[澳]Kathy Hoopmann	38.00
*9478	汪星人都有多动症		38.00
*9479	喳星人都有焦虑症		38.00
9002	我的孤独症朋友	[美]Beverly Bishop 等	30.00
*9000	多多的鲸鱼	[美]Paula Kluth 等	30.00
*9001	不一样也没关系	[美]Clay Morton 等	30.00
*9003	本色王子	[德]Silke Schnee 等	32.00
*9090	我心看世界（最新修订版）	[美]Temple Grandin	49.00
*7741	用图像思考：与孤独症共生		39.00
8573	孤独症大脑：对孤独症谱系的思考	[美]Temple Grandin 等	39.00
*8514	男孩肖恩：走出孤独症	[美]Judy Barron 等	45.00
8297	虚构的孤独者：孤独症其人其事	[美]Douglas Biklen	49.00
9227	让我听见你的声音：一个家庭战胜孤独症的故事	[美]Catherine Maurice	39.00
8762	养星儿四十年	[美]蔡张美铃、蔡逸周	36.00
*8512	蜗牛不放弃：中国孤独症群落生活故事	张雁	28.00
*9762	穿越孤独拥抱你		49.00
*0428	我很特别，这其实很酷！	[英]Luke Jackson	39.00
*0302	孤独的高跟鞋：PUA、厌食症、孤独症和我	[美]Jennifer O'Toole	49.90

经典教材 | 工具书 | 报告

*8202	特殊教育辞典（第 3 版）	朴永馨	59.00
*9715	中国特殊教育发展报告（2014-2016）	杨希洁、冯雅静、彭霞光	59.00
0127	教育研究中的单一被试设计	[美]Craig Kenndy	88.00
*8736	扩大和替代沟通（第 4 版）	[美]David R. Beukelman 等	168.0
9707	行为原理（第 7 版）	[美]Richard W. Malott 等	168.0
9426	行为分析师执业伦理与规范（第 3 版）	[美]Jon S. Bailey 等	85.00
*8745	特殊儿童心理评估（第 2 版）	韦小满、蔡雅娟	58.00
8222	教育和社区环境中的单一被试设计	[美]Robert E.O'Neill 等	39.00
*0167	功能分析应用指南：从业人员培训指导手册	[美]James T. Chok 等	68.00

新书预告

出版时间	书名	作者	估价
2023.03	应用行为分析（第 3 版）	[美]John O. Cooper 等	398.00
2023.04	多重障碍学生教育	盛永进	69.00
2023.05	课程本位测量实践指南（第 2 版）	[美]Michelle K. Hosp 等	78.00
2023.06	特殊教育和融合教育中的评估	[美]John Salvia 等	148.00
2023.06	孤独症及相关障碍儿童社会情绪课程（初阶）	钟卜金、王德玉、黄丹	88.00
2023.06	家庭干预实战指南	[日]上村裕章	59.00
2023.06	应用行为分析与社交训练课程	[美]Mitchell Taubman 等	88.00
2023.06	准备上学啦！在学校环境中给孤独症孩子设计 ABA 项目	[美]Ron Leaf 等	88.00
2023.06	走进职场：阿斯伯格人士求职和就业完全指南	[美]Gail Hawkins	49.00
2023.10	行为分析师执业伦理与规范（第 4 版）	[美]Jon S. Bailey 等	88.00
2023.10	融合教育实践指南：校长手册		58.00
2023.10	融合教育实践指南：教师手册	[美]Julie Causton	68.00
2023.10	融合教育实践指南：助理教师手册（第 2 版）		60.00
2023.11	特殊教育和行为科学中的单一被试设计	[美]David Gast	68.00

标*号书籍均有电子书

微信公众平台：**HX_SEED（华夏特教）**

微店客服：**13121907126**

天猫官网：**hxcbs.tmall.com**

意见、投稿：**hx_seed@hxph.com.cn**

关注我，看新书！ 联系地址：**北京市东直门外香河园北里 4 号（100028）**

书号	书名	作者	定价
孤独症入门			
*0137	孤独症谱系障碍：家长及专业人员指南	[英]Lorna Wing	59.00
*9879	阿斯伯格综合征完全指南	[英]Tony Attwood	78.00
*9081	孤独症和相关沟通障碍儿童治疗与教育	[美]Gary B. Mesibov	49.00
*0157	影子老师实战指南	[日]吉野智富美	49.00
*0014	早期密集训练实战图解	[日]藤坂龙司等	49.00
*0116	成人安置机构 ABA 实战指南	[日]村本净司	49.00
*0119	孤独症育儿百科：1001 个教学养育妙招（第 2 版）	[美]Ellen Notbohm	88.00
*0107	孤独症孩子希望你知道的十件事（第 3 版）		49.00
*9202	应用行为分析入门手册（第 2 版）	[美]Albert J. Kearney	39.00
*0356	应用行为分析和儿童行为管理（第 2 版）	郭延庆	88.00
教养宝典			
*0149	孤独症儿童关键反应教学法（CPRT）	[美]Aubyn C. Stahmer 等	59.80
9991	做·看·听·说（第 2 版）	[美]Kathleen Ann Quill	98.00
8298	孤独症谱系障碍儿童关键反应训练（PRT）掌中宝	[美]Robert Koegel 等	39.00
9678	解决问题行为的视觉策略	[美]Linda A. Hodgdon	68.00
9681	促进沟通技能的视觉策略		59.00
*9496	地板时光：如何帮助孤独症及相关障碍儿童沟通与思考	[美]Stanley I. Greensp 等	68.00
*9348	特殊需要儿童的地板时光：如何促进儿童的智力和情绪发展		69.00
*9964	语言行为方法：如何教育孤独症及相关障碍儿童	[美]Mary Barbera 等	49.00
*0419	逆风起航：新手家长养育指南	[美]Mary Barbera	78.00
9852	孤独症儿童行为管理策略及行为治疗课程	[美]Ron Leaf 等	68.00
*8607	孤独症儿童早期干预丹佛模式（ESDM）	[美]Sally J.Rogers 等	78.00
*9489	孤独症儿童的行为教学	刘昊	49.00
*8958	孤独症儿童游戏与想象力（第 2 版）	[美]Pamela Wolfberg	59.00
*0293	孤独症儿童同伴游戏干预指南：以整合性游戏团体模式促进		88.00
9324	功能性行为评估及干预实用手册（第 3 版）	[美]Robert E. O'Neill 等	49.00
*0170	孤独症谱系障碍儿童视频示范实用指南	[美]Sarah Murray 等	49.00
*0177	孤独症谱系障碍儿童焦虑管理实用指南	[美]Christopher Lynch	49.00
8936	发育障碍儿童诊断与训练指导	[日]柚木馥、白崎研司	28.00
*0005	结构化教学的应用	于丹	69.00
*0402	孤独症及注意障碍人士执行功能提高手册	[美]Adel Najdowski	48.00
9203	行为导图：改善孤独症谱系或相关障碍人士行为的视觉支持	[美]Amy Buie 等	28.00

这些可能包括做决策、多任务处理、人际交往等。辅导员应该密切关注阿斯伯格员工如何与同事互动，这样就可以发现任何潜在的行为或社会问题。辅导员必须密切关注阿斯伯格员工工作时的状态，允许阿斯伯格员工独立与他人互动，然后根据阿斯伯格员工的工作风格评估应该提供何种类型的有效支持。

在面对挑战时，就业辅导员应该试着从雇主的角度观察阿斯伯格员工。他应该听从个人的直觉和自然反应。如果感到烦恼、生气或担忧，都要记录下来。如果辅导员有这些感觉，雇主很有可能也会有。一定要记住那句古老的格言，"一分预防胜过十分治疗"。优秀的就业辅导员有独到的眼光，能预见到许多挑战，并采取预防措施避免麻烦。

以下三个步骤可以帮助就业辅导员确定阿斯伯格员工可能会有哪些特殊的工作需求。

· 第一步，收集工作类型相关的信息。研究工作公告，联系人力资源部门，和正在从事这项工作的员工交谈。理想情况下，这些信息是在职业指导过程中收集的，而不是等到阿斯伯格员工走上工作岗位后才收集。下面是一些可以问的问题：这份工作的目的是什么？主要的工作职责是什么？让人能成功完成工作内容的最重要的技能是什么？这份工作需要多少判断力和多任务处理能力？如何衡量生产效率？

· 第二步，就业辅导员现在需要使用第一步收集到的信息，并将其与自己对阿斯伯格员工的了解结合起来，例如阿斯伯格员工的学习方式和面对的挑战。辅导员现在可以识别出可能影响阿斯伯格员工顺利工作的潜在因素。

· 第三步，知道了可能会出现的问题，就业辅导员现在就可以制订针对阿斯伯格员工特殊需求的策略了。第十章的策略指南可用于这一过程。除此之外，就业辅导员还可以寻找解决潜在问题的创造性方法。例如，如果辅导员知道工作的某一方面对阿斯伯格员工来说是一个挑战，比如必须在午餐期间负责接电话，那么商量一下能否换一个工作任务，将这个任务给其他人。

就业辅导员还需要能够预测需要多少小时的指导才能帮助阿斯伯格员工完全独立。这将有助于让阿斯伯格员工和雇主为最终停止支持做好准备。

6. 提供应对挑战的方法

一旦确定了是何种挑战，接着就要为阿斯伯格员工和雇主提供应对挑战的方法。例如，如果阿斯伯格员工的工作效率太低，就业辅导员可以制定一个工作速度和准确性的标准，并教雇主如何实施。本书的第二部分介绍了识别和教授阿斯伯格人士在工作中面临的挑战的有效策略。事实上，第十章的"策略指南"对于就业辅导员来说是很好的资源，也可以在适当的时候与雇主分享。如果没有这样的方法，雇主将不得不独自面对各种问题。这可能会让他感到无助和沮丧，进而可能影响到阿斯伯格员工的工作。

7. 建立竞争性就业的评判标准

当阿斯伯格员工学习去做一项新任务时，就业辅导员应该亲自尝试去做一下。最好做个评估，看一个新手需要多长时间才能掌握这项工作，然后根据这些信息来评估员工的进步。就业辅导员还要观察其他员工，看看"老手"是如何完成这一工作的，然后将两者的工作成效加以比较，确定最终标准，这个标准应该是阿斯伯格员工在不需要雇主额外关注的情况下可以达到的。

总结

· 在帮助阿斯伯格员工保住工作的过程中，就业辅导员发挥着重要作用。

· 好的就业辅导员能够承担多种职能，集教师、社会工作者、倡导者和监督者等角色于一身。

· 要花时间去找一个知识渊博、经验丰富、专业能力强、有创造力和自信心的就业导师。

· 要熟悉就业辅导员的角色，这样你就知道该定什么目标以及如何实现。

第四章　求职者：阿斯伯格员工

　　寻找适合阿斯伯格人士的工作就像赤脚爬山一样。只要你小心翼翼、深思熟虑地走好每一步，终究会到达顶峰。

　　在人力资源领域，找工作的人被称为求职者。本书中的求职者专指阿斯伯格人士。要想帮助他们找到合适的工作，首先要了解阿斯伯格综合征，尤其是每一位阿斯伯格人士。你对这个综合征和这个群体了解得越多，就越能把所有的信息整合到一起，帮阿斯伯格人士成功找到工作。本章会让你了解阿斯伯格人士内心的纠结和挣扎。这很重要，因为在你们一起找工作之前，你需要帮助他做出一些非常重要的决定。

　　首先，我认为有必要说明一下，我不是阿斯伯格综合征的临床专家。我的知识主要来自和数百名阿斯伯格人士打交道的第一手经验。如果你想从医学的角度了解更多，可以翻阅阿斯伯格综合征相关的众多临床文献。但是为了后面的工作顺利，我认为基本的了解很重要。毕竟，你要与从未听说过阿斯伯格综合征的人交谈，你得使用他们容易理解的表达。

　　我想先讲述一下这种障碍的基本情况，然后谈谈它是如何影响一个人对自己的生活和职业做出决定的。正如你将在本章后面读到的，阿斯伯格人士在生活中需要做出一些非常重要的决定，那之前你需要清楚地向他解释这些不同的选项。你要和你的阿斯伯格朋友坐下来，好好向他解释如果他真的想找一份合适的工作，他需要做什么。通过阅读本书，尤其是这一章，阿斯伯格人士会对他在找工作时可能面临的选择和挑战形成自己的见解。

阿斯伯格综合征

　　汉斯·阿斯伯格（Hans Asperger）是维也纳的一名儿科医生，他在1944年首次为阿斯伯格综合征命名。与孤独症一样，阿斯伯格综合征的症状表现也有不同的程度。阿斯伯格综合征是一种与生俱来的疾病，无法治愈。许多阿斯伯格人士并不希望被"治愈"，他们满足于以自己的方式生活。

有关阿斯伯格综合征的统计数据并不是很明确，因为对相关人口的研究很少。据非官方统计，当今世界可能有多达 4800 万人有孤独症谱系障碍（其中包括阿斯伯格综合征）。斯蒂芬·埃勒斯（Stephan Ehlers）和克里斯托弗·吉尔伯格（Christopher Gillberg）在 1993 年进行的一项研究估计，每 10000 人中有 36 人有阿斯伯格综合征，另外有 36 人可能有社交障碍。这意味着仅在英国就有超过 16 万名阿斯伯格成年人。在世界范围内，孤独症谱系诊断数量呈爆炸式增长，引起了广泛关注。但关于这一现象的原因，现在只有推测，可能是由于公众意识的提高和诊断标准范围的扩大。在过去的几十年里，社会需求发生了变化，这导致了在职场上人们对人际交往、社交和沟通技能的要求更高。这使得人们更加关注缺乏社交技能的人，诊断数量增加也可能由此而来。

阿斯伯格综合征人士常常独来独往，他们因不寻常的行为、社交技能的缺乏和独特的兴趣而被认为是古怪的或格格不入的。阿斯伯格人士很难与他人建立关系，主要是因为他们难以确定他人的感受或想法。这种同理心的缺乏让他们很难与他人进行对话，因为他们无法预测对方会说什么或做什么。此外，他们对他人言行的反应也可能不恰当。所以他们要么支配对话，要么根本不参与。

很多媒体会报道阿斯伯格人士拥有"特殊才能"。公众似乎对阿斯伯格人士的"博学"特质很感兴趣。如果这些天赋被用来帮助个人发展、学习和拓宽技能，那将是非常美妙的。但这些特殊才能的负面影响在于，它们也可能使人"成瘾"，阻碍阿斯伯格人士去关注其他东西。在与人交流时，他们往往占支配地位，因为他们可能会滔滔不绝地谈论一个话题的细节。阿斯伯格人士总是巧妙地将谈话拉回到他最喜欢的话题，在旁观者看来，这有时是很有趣的。虽然第一次经历这种情况可能会让人印象深刻，但一段时间后，这种新鲜感就会消失，有些人可能会避免与他再次交流。如果他意识不到其他人对他感兴趣的话题不感兴趣，他就会被孤立。

阿斯伯格人士必须有意识地努力"适应"这个"普通人的"世界。他们需要一步一步地学习社会规则，然后有意识地按照这些规则行事。对于大多数阿斯伯格人士来说，这并不是自然而然的。事实上，这很像扮演一个与自己完全不同的人。因此，一些被诊断为孤独症的人自称自己患上了"错误星球综合征"（Wrong Planet Syndrome），也就不足为奇了。这样的好处是，他们不用太在意别人怎么想，也不用太在意自己是否受欢迎或很酷。他们是真正意义上与众不同的个体，按照自己的节奏行事。遗憾的是，这也会让他们显得异乎寻常，容易引起负面关注，从而受到来自他人的伤害。

为了掌握社会规则，阿斯伯格人士需要建立一个巨大的内部信息数据库，这样他们就可以决定在遇到不同情况时，什么行动或反应是合适的。这种对社会规则理解的不足使人际交往变得很困难。他们希望与人交往，但缺乏这样做的技能。因为阿斯伯格人士往往很难切身体会他人的想法或感受，他们很难与他人建立关系。他们也很难保持眼神交流，这可能会给那些不理解他们的人留下不正常或可疑的印象。

阿斯伯格人士在理解非语言线索时会有障碍，因此他们往往会无法感知周围发生的很多事情。例如，当他们想要与之交谈的人过于忙碌、心不在焉或准备离开时，他们可能意识不到，因为他们无法捕捉到通过肢体语言传递的信息。他们可能会误解一些东西，因为他们无法理解讽刺或双关语。在与阿斯伯格人士交谈时，有意识地表达清楚是很重要的，不要使用比喻修辞或习语，因为阿斯伯格人士经常以字面意思理解。如果你意识到幽默没有被理解，一定要解释一下。每一个失败了的笑话和幽默都可以转化成传授社交潜规则的机会。

阿斯伯格人士在传达信息时通常非常直接。他们坦率地表达自己的意思，这有时会冒犯那些不理解他们的人。他们通常选择严谨又规范的词语。一些阿斯伯格人士非常有语言天赋，表现出敏锐的智慧。你可能还会注意到他们的声音往往比普通人的更高或更低，可能音质比较平。这是阿斯伯格综合征的特征。与阿斯伯格综合征相关的一些行为经常被误解为粗鲁、傲慢、自我中心或轻视，这往往会掩盖阿斯伯格人士的许多积极特征。了解阿斯伯格人士需要更长的时间，需要你要愿意透过表面去看问题。不过，每一个做过这种努力的人最终都会觉得这是很值得的！

阿斯伯格人士在童年时经常在学校遭受无情的欺凌和戏弄，可能会被同龄人疏远和孤立。这会让他们害怕、痛苦和愤怒，这些情绪跟随他们进入成年生活，导致抑郁、好斗、自卑、消极和绝望等情绪问题。所有这些都会影响他们融入主流社会的能力，让他们的生活变得更加复杂。

相当多的阿斯伯格人士高中毕业后继续接受高等教育，可能会结婚，有孩子，有事业。也可能有些人一辈子都没有被诊断出阿斯伯格综合征。只有当差异十分明显，阻碍到正常生活时，他们的问题才会引起关注。在这种情况下，诊断结果往往会让人松一口气，因为终于可以理解为什么有些事情对于自己来说如此困难了。

> 我现在可能已经完全掌握了社会交往技能，但是有一点我必须努力永远不要忘记，那就是有阿斯伯格综合征是什么感觉。
>
> 马克·西格（Marc Segar），《一个孤独症思想者的奋斗》

阿斯伯格人士在生活中面临的许多挑战会给他们的就业带来障碍。以下是许多阿斯伯格人士可能会在职场上遇到的一些问题：

- 自以为是
- 奇怪或异乎寻常的行为，如自言自语
- 遇事不确定从哪里开始
- 难以理解他人的想法和感受
- 难以与权威人物相处或互动
- 难以在团队环境中互动
- 难以同时从事多个任务
- 难以把握全局
- 难以适应非结构化的时间
- 难以写报告
- 对反馈产生了过度敏感及夸张的反应
- 执行与个人兴趣无关的任务时动机较低
- 问题过多，或者重复问同一个问题
- 完美主义
- 判断力和决策能力差
- 不够礼貌
- 不愿寻求帮助或建议
- 不愿意接受变化
- 消极，吹毛求疵
- 工作效率低下
- 面对变化或者被人打断时会有沮丧和愤怒等压力大的表现

- 不够积极主动
- 容易焦虑，尤其是在遇到新人、新变化或新情况时
- 表达想法或意见时态度突兀
- 不肯接受他人的观点

本书第二部分将介绍如何评估和应对这些职场挑战。下面我想用阿斯伯格人士的一些优点来平衡上面的缺点：

- 优秀的机械记忆能力
- 容易学习客观知识
- 在数学和科学方面表现良好
- 通常有良好的语言技能（但他们的口语表达有限，社交理解力较差）
- 诚实
- 以规则为导向，通常具有一流的职业道德
- 兢兢业业
- 注重细节
- 工作努力
- 专注（在自己感兴趣的领域）
- 聪明
- 热心

心理理论

心理理论（theory of mind）是孤独症谱系障碍领域的一个相对较新的假说。这里之所以要对其进行讨论，是因为我相信它可以帮助了解阿斯伯格综合征。心理理论这一概念表现了孤独症人士不能理解其他人有不同的观点、想法和计划，他们很难理解他人的信念、态度和情绪，进而难以理解他人的感受。例如，如果一个人在心理理论方面存在缺陷，他们就会认为自己的感受别人也一定会有。他们也很难识破别人的不诚实，因为他们自己非常诚实。例如，阿斯伯格人士甚至可能很难理解其他人会有与自己不同的想法和感觉。这可能会使他显得傲慢、自我中心或冷漠。

当你真正理解了阿斯伯格人士，可能就会发现他们的许多潜在问题都与心理理论的缺乏有关。这也可以帮助你更好地理解他们的行为和说话方式。如果一个人缺乏心理理论，当他与他人交往和沟通时就会有困难。

自尊、自信和抑郁

由于阿斯伯格人士在日常生活中常常经历内心的挣扎，他们更容易遭受自卑和抑郁的折磨。造成这些问题的原因包括刻板的思维方式，对挑战的理解有限，对压力、愤怒和挫折的容忍度低，消极，以及缺乏对自己的整体认识。因为与众不同，他们常常会被疏离和受到排斥，这也可能会导致他们产生自我厌恶和绝望的感觉。抑郁不同于悲伤，它是大脑中的一种化学反应。虽然抑郁症是完全可以治疗的，但它会影响一个人看待世界的方式及其行为和感受。对于那些患有抑郁症的人来说，工作表现不佳，酗酒或吸毒，自我孤立，在极端情况下甚至试图结束自己的生命，这些情况并不罕见。

有时候，在这些潜在的心理问题得到重视之前，你无法着手解决阿斯伯格人士的就业问题。学会识别抑郁症的症状将有助于你将其与阿斯伯格综合征区分开来。下面是一些症状，可以提醒你这可能是抑郁症的表现：

· 持续性的悲伤和绝望

· 易怒，容易激动

· 饮食或睡眠习惯的改变

· 健忘

· 内疚感和自卑感

· 缺乏热情，无精打采

· 滥用药物或酒精

· 自杀威胁

应对这些症状一个非常有效的方法是让个人的优势得到充分发挥。让帮助对象处于一个能感受到被重视和得到支持的环境，并设定明确的界限和期望。每个人都需要积极的体验来帮助自己建立自信和自尊。一旦看到自己能把事情做好，人们的感觉通常会变好，自我感知也会变得更好，而抑郁状态通常会得到缓解。

程度严重的抑郁症需要医疗干预。市场上的一些抗抑郁药对阿斯伯格人士治疗抑郁和焦虑有效。然而，需要注意的是，药物治疗是针对某种特定症状的，而不包治阿斯伯格综合征。

记忆

大多数阿斯伯格人士确实有惊人的长时记忆能力。他们能够记住大量的数据，如电话号码、地址、日期、车牌、方位等，只要这些能让他们着迷。即使是那些没有这种特殊记忆能力的阿斯伯格人士，也经常可以回忆起某些错综复杂的生动细节。在普通人看来，这种对细节的记忆能力是非常可取的，的确是一个令人羡慕的技能。这种记忆能力可能会给潜在雇主留下深刻印象，当然，在许多工作中也都非常有用。

对细节的关注

许多阿斯伯格人士都很注重细节，这是雇主想要的特质。虽然雇主没有时间去等待事情变得完美，但他们非常珍惜和欣赏花在细节上的时间与精力。对于许多阿斯伯格人士来说，他们面临的挑战是在保证工作效率的前提下保持这种对细节的关注，因为工作效率同样也很重要。

完美主义也是阿斯伯格综合征的特征之一。对有些阿斯伯格人士来说，追求完美的渴望太过强烈，以至于阻碍了他们及时完成任务。这样一来，完美主义就会成为成功就业的障碍。最终是否能够协调好完美和效率的关系取决于强迫症的严重程度和个体的灵活性。然而，如果强迫症很严重，可能就需要行为治疗师的帮助。

判断和常识

我指导过的每一位阿斯伯格人士都有判断力和"常识"方面的问题，毫无例外。这是阿斯伯格综合征的典型特征。

可以想象，这些问题对工作来说是一个巨大的挑战。我记得有一个阿斯伯格年轻人，他在一家五金店工作，老板让他拆几个货架，因为要粉刷货架后面的墙壁。这个年轻人完全按照要求做了，他拿出螺丝刀，直接拆了架子——所有的货物还摆在上面！你可以想象一下当时场面有多混乱，以及当店主听到油漆罐、刷子和滚筒的轰隆声从商店后面跑出来时是什么心情。这个年轻员工不知道他应该先把这些货物从货架上拿下来，因为店主没有安排他做这个。根据常识，员工应该知道在拆货架之前要先把上面的货物取下来，而对于阿斯伯格员工来说，他们不一定知道这些"常识"。

尽管你可以采取一些策略来缓解问题，但问题并不能完全消除。根据这些问题的严重程度，你可能需要调整工作要求。

在帮助阿斯伯格人士找工作时，记住类似的判断和常识对他们的挑战是至关重要的。

阿斯伯格人士的求职过程

表面上看，找工作似乎很简单。决定自己要找什么工作，然后就去找。

遗憾的是，这对任何人来说都不是那么简单，更不用说有残疾的人了。对于阿斯伯格人士来说，一些重要的因素很可能会改变他们的人生轨迹。帮助求职者了解他在求职过程中所扮演的角色，这是非常重要的，因为如果没有本人的充分合作，继续下去也就没有意义。这一切都可以归结为：求职者在这个过程中投入了多少，他就会从中得到多少。

致力于寻找合适的工作

在开始寻找合适的工作之前，阿斯伯格人士会面临一个决定，这个决定将会影响到此后其人生的发展。他必须决定自己下多大决心找到并保住工作，以及愿意为成功付出多少努力。对一些人来说，这似乎是一个简单的问题。但是根据我的经验，大多数阿斯伯格人士从来没有真正审视过为了取得职场成功而必须付出的努力。如果求职者不能够全心全意地寻找合适的工作，那么不管得到多少支持和指导，他真正的潜力都不太可能被挖掘出来。有些事情只能求职者自己去做。

为了帮助读者理解求职者必须做出多大的努力，我假设了以下场景：

想象一下，这就是未来。你生活在一个没有适合你的工作的星球上，而且永远不会有，因为这个星球的资源已经被耗尽。你得到一张去另一个星系旅行的机票，那里有好工作，但你的生活将会很艰难，如果你努力工作并融入社会，你也可以非常成功。你知道，如果你去了这个星系，将进入一个完全不同的文化，需要学习新的语言、习俗、法律和社会规则。这将是一件相当困难的事，有些人会对你有偏见，甚至对你很不好。你知道，为了得到平等的待遇，你必须比其他人更努力。这个星系的人对你之前所在环境的文化和习俗知之甚少，会觉得你的行为很奇怪，与众不同。有些人会对你感兴趣，看到你的潜力，给你一些机会。但最终，能否在这个新地方有所成就，还要看你本人。

是否前往这个星系是一个艰难的决定，它将会影响你今后的生活方式。

你必须在许多方面做出改变，包括如何与人交往，如何思考，如何看待自己。你会怎么决定呢？

当你问阿斯伯格朋友是否下定决心去找工作时，这是一个比表面看起来更深层次的问题。你这是在让他彻底投身于一个他不了解的世界，并且这个世界也不是很了解他。对于他来说，这就像把他自己的生活转移到我之前描述的星系上。他将接触到很多陌生的东西，并不得不决定是否要为成功而付出一切。

他要努力学习社会文化的不成文规则，基本上是靠死记硬背。他必须一个接一个地将它们添加到信息数据库中，这样他就可以尝试在适当的时间说适当的话，做适当的事。这是一项艰巨的任务，并不是每个阿斯伯格人士都愿意去做。

我接触过这样一位阿斯伯格人士，他非常讨厌必须为了融入商业世界而遵守游戏规则。他觉得社会应该接受他的不同之处。他的观点是成立的，在一个完美的世界里，很少有人会反对。然而，有人向他指出，如果选择不按照"普通人"的套路行事，他将很难保住工作。而事实上，他确实没能保住工作，但这不是因为他有阿斯伯格综合征，而是因为他选择不去解决它所带来的问题，坚持认为人们应该接受他本来的样子。所以，他必须做一个决定，可以致力于解决自己的问题，并像他所说的那样遵守游戏规则，或者他可以停留在原地，停留在一个自我挫败的循环中。这对他来说是一个艰难的选择，因为这违背了他的信念。

生下来就有阿斯伯格综合征是不公平的，但是谁又能说生活就是公平的呢？

任何人要想取得成功，都必须遵循一定的行为标准。有人建议他做出妥协，在工作时间遵守游戏规则，其余时间做他自己。他也注意到这样一个事实，每个人都需要偶尔遵守游戏规则，也许偶尔遵守游戏规则并不总是那么糟糕。例如，人们会为了面试而精心打扮，因为他们想要给人留一个好的第一印象。实际上，这就是在遵守游戏规则，因为如果穿着不得体，工作面试就可能失败。所以为了面试而打扮一下，这本质上已经是在遵守游戏规则了。虽然这并不能使他完全满意，但他接受了其中的一部分逻辑，并认为值得一试。

你需要和阿斯伯格人士谈谈找工作所需要付出的努力。作为求职者，有必要全身心地投入，否则就很难发挥全部潜力。

自我接纳

许多阿斯伯格儿童在学校里都有过被嘲笑、戏弄和欺凌的经历，因为他们与众不同。这种经历对一些人来说十分可怕，以至于会产生类似创伤后应激障碍的症状。我记得曾经有一位客户，他坐在我的办公室时，就陷入了童年的回忆之中。他向我讲述了以前在学校发生的事情。讲着讲着，我注意到他的身体变得紧张起来，声音变得很大，很有攻击性，不到两秒钟就站起来冲我大喊大叫，好像我是他五年级的老师一样。他的童年经历给他带来了巨大的创伤，甚至他每次讲起来都好像重新经历一次一样。

难怪许多阿斯伯格人士会自卑，缺乏自信。如果他们想继续前行，从童年的创伤中走出来，就需要学会接纳自己。

如果阿斯伯格人士想要在生活中继续前行，他们应该考虑从三个方面实现自我接纳：

1. 接受自己与众不同
2. 接受诊断
3. 接受挑战

1. 接受自己与众不同

对阿斯伯格人士来说，自我接纳最重要的因素也许是承认自己的优势、天赋和独特性。阿斯伯格人士在这个世界上所做出的贡献不应被他们身上存在的问题所掩盖。人们应该记住的是他们作为个体的独特性，而不是他们的残障。

创新、创造力、天才、天赋、才华横溢和聪明，人们经常把这些词语与阿斯伯格综合征人士联系起来。许多为世界做出重要贡献的名人都表现出了阿斯伯格综合征的特征，比如爱因斯坦、贝多芬、亚历山大·贝尔、亨利·福特、凡·高和霍华德·休斯等。这些人以才华闻名世界，虽然他们都有些怪癖。这些人并没有被正式诊断为阿斯伯格综合征，这在某种程度上是很遗憾的，因为如果他们被正式诊断了，肯定会改变社会对阿斯伯格综合征的看法。

具有讽刺意味的是，我认为大众已经学会欣赏阿斯伯格综合征了，因为流行文化中总是会赞扬这种疾病表现出的一些特征。例如，安迪·沃霍尔[①]被认为是流行文化的代名词，他本人表现出了一些与阿斯伯格综合征有关的非常规特征。

好莱坞也用他们的方式向大众展现了这种特质。在电影《雨人》中，达斯汀·霍夫曼扮演一位孤独症学者，这部电影的票房成绩非常好。

可见，人们愿意接受阿斯伯格人士所表现出的差异性。更重要的是阿斯伯格人士本人需要接受和欣赏自己的独特性和差异性。

> 每位阿斯伯格人士都要意识到，阿斯伯格综合征并不是坏事，它只是让自己与众不同。

要知道，世界上有些人努力想要"与众不同"。与众不同可以带来很高的回报，甚至可以带来名声和财富。例如，看看那些以"全新"设计来区别于其他同行的时装设计师，以及发明出"不同"声音的音乐家。与众不同意味着独一无二，对有些人来说，这是好事情。如果阿斯伯格人士能以这种积极的态度看待他们的差异表现，减少自我否定，那么他们的生活中就会发生好事。

2. 接受诊断

被诊断为阿斯伯格综合征意味着自己的认知方式与众不同。这不是一个选择，而是一个事实，但是你可以选择接受或不接受。接受这种诊断能带来的好处是，它能让你了解面临挑战的原因，从而带来进步的机会，并找到成功的方法。

有些人接受诊断，有些人选择拒绝接受。拒绝接受是可以理解的，但它会阻碍进步。对于那些想要帮助别人成功的人来说，这非常令人沮丧。拒绝接受会让人失去从错误中学习的机会，因为他们无法看到自己在哪里出了错。有时家人也会持否认态度。这使得阿斯伯格人士更难接受自己的差异性，因为没有家庭成员的信任、支持来帮助他们看清现实。当然，如果不接受诊断的话，也很难获得专业的帮助和支持。

你不能强迫一个人接受他有阿斯伯格综合征这一事实。这是他必须独立面对的问题。你所能做的就是给他提供信息，帮助他理解接受现实的好处。

---

① 编注：安迪·沃霍尔（Andy Warhol, 1928—1987），波普艺术的倡导者和领袖，被誉为 20 世纪艺术界最有名的人物之一。

虽然诊断可能难以接受，但它将帮助一个人加深对自我以及自我的生活定位。有了这种了解，他就会有洞察力和方向感。这也许是他人生中第一次有机会做出对未来有积极影响的选择，因为他不再对自己所面临的挑战视而不见，他会采取行动去应对挑战。

3. 接受挑战

天宝·格兰丁博士是一个很好的例子，她战胜了自己的孤独症。在自传《用图像思考》[①]中，她讲述了自己的故事。她接受生活中的挑战，并利用这些挑战帮助自己获得成功。她并没有试图成为另一个人，而是自我接纳，勇于接受挑战，这让她找到了解决问题的新方法，同时也以她独特的见解和努力为世界带来了一些改变。

即使不接受诊断结果，他们也可以选择接受自己面临挑战这一事实。对于一些缺乏自我意识的阿斯伯格人士来说，能有这种认识可能并不容易，但在别人的帮助下，他们可以学会更清楚地认识自己。事实上，如果能够意识到问题，就已经成功一半了。一旦意识到自己面临挑战，他们就能采取行动。有了指导、可靠的策略和共同努力，阿斯伯格人士也可以充分发挥自己的潜力。

你可以对阿斯伯格人士的行为做口头反馈以支持他们，让他们更有自我意识（详情见第八章的"口头反馈"一节）。如果你看到他做了一些不合适的、使他与众不同的事情，给他指出来。你这样做得越多，他就有越多的机会去了解自己。

> 面对挑战会提高自我意识，而这种自我意识会促进学习和成长。

我为阿斯伯格人士所做的大部分工作都是在帮助他们提高自我意识，这样他们就能认识到并应对自己的挑战。对于诚实、直接的反馈，他们可以很好地接受。他们常常对别人如何看待自己非常感兴趣，但很少有机会去了解别人为什么会这样看待自己。卢卡斯就是一个很好的例子。每当和别人说话时，他都会盯着那个人的胸部。他的这一行为完全是无意的，在有人提醒他注意之前，他从未理解这种行为可能会给其他人（特别是女性）留下什么印象。他很感激得到这样的反馈，而一旦了解了这种行为的潜在后果，他就有

---

① 编注:《用图像思考——与孤独症共生》一书中文译本 2014 年由华夏出版社引进出版。

动力去改变它。他非常想被人接受，但如果没有人告诉他，他的所作所为很奇怪或令人不适，他怎么可能知道呢？

一个人越善于面对挑战，并把挑战当作自己成长过程中的一部分，得到成长的机会就越多。

对自己负责

对自己负责是一种态度，它必须来自个人内心，而不可能来自他人，就像自尊一样。像其他人一样，阿斯伯格人士是唯一能对自己负责的人。他们可能会把自己的快乐或不快乐归因于周围发生的事情。换句话说，他们可能会将生活状况归咎于外部因素。但是，在工作场所，如果员工不为自己的行为负责，后果可能会很严重，比如被训斥或被解雇。要想成功，他们需要意识到，他们的生活处境是由自己所做的选择决定的，其中包括他们选择的行为方式。例如，如果你选择把手放在火上，就会被烧伤；如果你选择跳进湖里，就会浑身湿透；如果你选择对同事大喊大叫，就有可能会丢掉工作。

如果一个人选择不为自己的行为、反应和行为负责，等于放弃了自己学习的机会。如果人们不从错误中吸取教训，就不会改变做事的方式，这意味着他们会重复同样的错误。这是一个恶性循环，如果不学会自我负责，很容易身陷其中。

对于阿斯伯格人士来说，学习对自己负责可能更困难，因为他们不擅长范例学习。他们可能很难将自己的行为与后果联系起来，需要他人帮助才能从错误中吸取教训。对自己负责从小开始学习效果最好，当然，成年人也可以学习，但这可能需要更坚定的决心。

有两种方法可以教你的阿斯伯格朋友学会对自己负责：

1. 榜样示范

2. 提出要求

1．榜样示范

在工作场所找到一个对自己负责的榜样可以帮助培养责任心。如果周围的人消极、自怜，倾向于把自己的遭遇归咎于别人的行为或"制度上"，阿斯伯格人士就不太可能学会对自己负责。如果他从童年时期的生活环境就受到这些不良影响，他将更难学会自我负责。

在他小时候，如果周围的成年人都对自己的行为负责，犯了错误勇于承认，为生活中想要的东西而努力，那么他很有可能在自己的生活中也表现得对自己负责。因为这种责任心是可以通过模仿学会的，它也可以是被鼓励地培养出来。

2. 提出要求

教导自我负责的第二个要素是提出期望和要求。当人们明白这是一种要求时，他们往往会达到期望。例如，如果员工的着装不适合工作，你可以让他做出选择。他可以穿着合适的衣服来上班，或者回家换衣服，等回到工作岗位后再把失去的时间补回来。如果第二天，员工穿着得体地来上班，你说："你今天看起来很帅，我们开始工作吧。"这样他就会明白，做需要或他人期望的事情会带来积极的结果。你这是在帮助他理解他可以做出选择，而他的行为是有后果的。

需要把对阿斯伯格人士的期望明确表达出来。他们需要事先知道他们该做什么，因为如果你不告诉他们，他们不太可能知道。如果同一个行为带来的结果不能始终如一，就无法实现教育的目的。对这个过程的体验是教会阿斯伯格人士负责任的最有效方法。

现在，看完上面展示的这些想法，你可以问问自己："你要帮助的阿斯伯格人士做好找工作的准备了吗？"

怎么进一步确认是否准备好了呢？可以使用下面的工作状态检查清单。

工作状态检查清单

我创建了一个简单的问卷工具，叫工作状态检查清单，利用这份清单，你和阿斯伯格人士很容易确定他是否真的做好准备去找工作。如果他还没有准备好，从清单上可以清楚地看出哪些方面需要改进或改变。建议你和你认识的阿斯伯格人士讨论一下，并确认他在找工作的过程中都要做些什么。你们可以依据这份清单展开讨论。你要确保你的阿斯伯格朋友已经做好了找工作的充分准备。

☐想不想工作？

这应该是你提的第一个问题，因为它是最重要的。把这一项列在清单上似乎有点荒谬，但这是一个重要的问题，因为有些人就是不想工作。如果他们不想工作，那么很难强迫他们工作。为不想工作的人找工作是很累人的，而且会给双方带来无尽的沮丧。

你可能会惊讶，我有很多客户就从来没有被人问到过这个问题。他们只是服从了家庭、学校和社会对他们的要求。你可能会得到这样的回答：他们想赚钱，但真的不想工作。这个未必是你喜欢的回答，但你可以加以利用。许多人被金钱所激励，如果这能让阿斯伯格人士获得成功和幸福，才是真正重要的。

如果阿斯伯格人士真的想工作，勾选此方框。

□想不想学习新技能？

为就业做准备，意味着要有学习新技能的动力。对于阿斯伯格人士来说，这些新技能包括社交和沟通能力。

如果阿斯伯格人士愿意学习新知识和新技能，勾选此方框。

□是否愿意接受建设性的意见？

帮助阿斯伯格人士找到工作，非常重要的一点就是要培养他基本的社交和沟通技能。阿斯伯格人士必须参加一项评估，以确定他在工作中会遇到哪些与阿斯伯格综合征有关的挑战。要让他注意到每一个挑战。这对一些非常敏感的人来说可能很难。当他们得到反馈时，即使反馈是温和的，他们也可能变得愤怒或防御性十足。求职者需要明白，接受意见也是找工作过程的一部分，如果不指出这些挑战，就很难帮助他成功找到工作。因此，对所面临的挑战持开放态度，倾听建设性的意见，对他的进步至关重要。

如果阿斯伯格人士理解意见的重要性，并愿意接受意见，那么勾选此框。

□是否愿意为自己的行为和反应负责？

前面讨论了对自己负责的重要性。阿斯伯格人士不必现在就对自己负责，但是当问题被指出时，他必须愿意承担责任。

如果阿斯伯格人士愿意承担责任或愿意学习如何为自己承担责任，那么勾选此框。

□是否愿意解决出现的问题？

有些阿斯伯格人士实际上会拒绝尝试应对职场挑战的策略。如果不打算使用，设计策略是毫无意义的。拒绝尝试也意味着拒绝了学习工作技能的过程。求职者必须愿意尝试，并就策略的有效性提供反馈。当问题出现时，愿意去解决，这对于自我发展和学习如何在工作场所取得成功至关重要。

如果阿斯伯格人士愿意尝试策略并解决出现的问题，那么勾选此框。

☐ **是否愿意按时上班？**

除非有合理的解释，员工必须准时上班。如果因为某种原因要迟到，他们应该打电话提前告诉雇主。

如果阿斯伯格人士愿意每天准时上班，那么勾选此方框。

☐ **是否愿意全力以赴做好每一件事？**

没有人会要求员工是完美的。但员工要随时做好全力以赴的准备。这是对所有人的要求。

如果阿斯伯格人士愿意全力以赴，那么勾选此方框。

☐ **是否愿意做出妥协（让步）？**

为谋生而工作需要做出妥协（让步）。要想成功地找到并保住一份工作，阿斯伯格人士必须做好做出妥协（让步）的准备。像早起和保持良好的卫生习惯之类的事情是默认的要求的，而阿斯伯格人士可能不习惯这样做，这就需要他做出承诺。

如果阿斯伯格人士愿意做出工作所需要的妥协，那么勾选此框。

☐ **是否愿意并能够减少和控制任何带有攻击性的行为？**

工作场所不允许有攻击性或暴力行为，包括叫喊和辱骂这样的言语攻击，以及对个人或财产造成损害的身体攻击。

由于各种原因，员工可能会愤怒。职场上的攻击性行为可能会带来极端的后果。如果阿斯伯格人士有任何暴力倾向或最近有暴力倾向，建议在将其安排到工作环境之前解决这些问题。

如果阿斯伯格人士没有表现出攻击性行为，或者愿意并能够控制它，那么勾选此框。

☐ **是否能承受适度的压力？**

你可能倾向于为阿斯伯格人士选择压力较小的工作。尽管如此，所有的工作都会带来一定的压力，他必须能够承受适度的压力，不能动辄陷入焦虑或崩溃。

如果阿斯伯格人士能够处理适度的压力，那么勾选此框。

□是否愿意向雇主披露自己遇到的挑战？

本书第十二章中详细讨论了披露以及披露内容的重要性。阿斯伯格人士需要明白，如果他需要特殊的照顾和支持才能得到并保住工作，那么就必须向雇主坦白一些情况。阿斯伯格人士要想发挥自己的潜力，必须愿意与雇主分享自己所面临的挑战，以获得雇主的支持。这对工作安排的整体成功非常重要。

如果阿斯伯格人士愿意向雇主坦白自己所面临的挑战，那么勾选此框。

总结

· 了解阿斯伯格综合征是帮助阿斯伯格人士找到工作的关键。

· 阿斯伯格人士是唯一最终掌握自己命运的人。

· 阿斯伯格人士在走上就业之路之前，一定要清楚自己为获得和维持一份工作必须做出准备和付出。

· 阿斯伯格人士应该从本章中获知：与众不同是好事，自我意识、自我负责和自我接纳很重要。

第五章　家庭

家庭的存在就像一个好建议：如果你需要它，它就在那里，但你也不要被它所束缚。

我的灵感来自幽默作家埃尔马·邦贝克（Erma Bombeck）的一首诗，这首诗出现在她的书《如果生活是一碗樱桃，那我在樱桃核里干吗？》(*If Life is a Bowl of Cherries, What am I doing in the Pits?*)中。她总结了养育孩子的过程，将孩子比作风筝。爸爸妈妈一边跑，一边拉着绳子末端的线圈。一开始风筝在地面上拖着，没有要升到空中的迹象。但只要足够用力，风筝就会跃起并上升3米，它在空中盘旋，然后上升到5米，但是它离危险的电线和树木太近了。爸爸妈妈吓坏了，赶紧牵引风筝远离危险。突然，一阵风把风筝吹得更高了。爸爸妈妈慌忙地试着放松风筝线，让风筝有更多的飞翔空间，但这时很难控制风筝。很快，风筝线已经到了末端，但风筝想要更多的自由，想要飞得更高。爸爸伸长了胳膊去迁就不断向上的风筝。妈妈想把风筝拉到更安全的地方，但是绳子却从他们手中脱开了。风筝飞上了美丽的蓝天，爸爸妈妈带着悲伤、惊讶和骄傲的心情看着它。他们一起做的风筝飞得比预期得好，飞向了远方的一片蔚蓝。他们感到自豪，因为他们看到风筝在高空自由地翱翔，但又有一点失落，因为失去了对它的掌控。

与风筝不同的是，孩子们会常回家看看，但是家庭成员之间的关系发生了变化。对于阿斯伯格人士来说，家人会帮助和鼓励他成长和学习，但总有一天，他也会像故事中的风筝一样起飞。他可能不会独自完成飞向太阳的航程，但他可以飞得很远。

在寻找适合阿斯伯格人士的工作时，家庭起着至关重要的作用。家庭既可以是支撑他的支柱，也可以是在这个过程中固定他的锚。这一点很重要，因为在家里发生的事情往往会对工作中的事情有影响，或积极，或消极。家人必须经历一个转变，从把他看作一个受家里照顾的孩子，到把他看作一个独立的、有能力的成年人。对于更容易感受到伤害的阿斯伯格人士，家人要做到这一点，并不容易。要培养阿斯伯格人士持续学习的态度以及提供一个能持续学习和积极强化的环境，需要付出许多努力。教一个缺乏社交沟通技巧以及自我意识的阿斯伯格孩子学会自尊和独立，需要耐心和坚持。

随着阿斯伯格孩子长大成人，家人的角色也会发生变化。对家人们来说，这也是一个困难的过程，因为很难确切地知道自己应该扮演什么角色，应该参与多少。家人们要考虑很多问题，诸如知道何时以及如何放手，在社区中该信任谁，以及如何帮助家中已经成年的阿斯伯格人士等。已有的家庭模式会使情况变得复杂，模糊界限，阻碍孩子的发展和成长。当阿斯伯格孩子开始变得独立和自立时，家人就要随之发生巨大的转变。对一些人来说，这种转变是不舒服的。对有些人来说，这代表着一种进步。不管前面的路有多少坎坷，这段旅程都是值得努力的。

本章的宗旨是：

·明确家庭及家人在阿斯伯格人士找工作的过程中所扮演的角色，并概述家庭如何支持这个过程。

·深入了解在为阿斯伯格人士找工作的过程中家庭经常遇到的挑战。

·回答家庭成员经常问的关于找工作的一些问题。

首先，我们考察一下家庭的角色。

家庭的角色

家庭成员在阿斯伯格人士的一生中扮演着许多角色。通常是父母或兄弟姐妹参与最多，但叔叔、姑姑和祖父母也可以是主要的支持者。不管不同的家人和阿斯伯格人士的关系如何，他们在扮演的角色都是一样的。

在找工作时，家庭成员可以扮演三个重要的角色：

·家中的支持者

·团队合作者

·倡导者/教育者

家中的支持者

家人可以在家中做很多事情来支持阿斯伯格人士实现就业目标。家人与阿斯伯格人士之间的亲情，通常对他们会有很大的影响。家人的支持很强大，有时可以帮助阿斯伯格人士实现目标，但有时也会拖他的后腿。

几乎每一个家人都希望阿斯伯格人士过上最好的生活。他们愿意以任何方式提供支持，以帮助他充分发挥潜力。然而，如果他们不确定如何着手做这件事，这可能会很困难。因此，下面列出了家人对阿斯伯格人士寻找工作支持的五种方式：

· 维持一致性
· 促进自我负责
· 增强自我意识
· 促进和支持独立
· 保持沟通渠道畅通

维持一致性

在第七章中，我称一致性为将四大支柱教学法黏合在一起的黏合剂。必须全面保持策略、目标、经验和结果的一致性。这意味着工作场所中要遵守的每个要求都必须在家中进行强化。例如，如果教他在工作场所吃饭时不要说话，注重餐桌礼仪，那么在家中也必须这样要求。要想改变一个人的行为，需要多次重复。这有助于培养新的习惯，从而取代旧的习惯。如果在家里和在工作场所的要求不同，或者要遵守的要求在家里没有得到强化，阿斯伯格人士就会感到困惑，而这将减缓他改变行为的进度。在策略的选择和应用方面，家人必须与其他参与者保持一致。

促进自我负责

自我负责的能力是后天习得的，而不是与生俱来的。人们首先在家里学习自我负责。家庭环境可以很大程度上鼓励或压抑这种态度和能力。如果父母很负责任，孩子长大后通常也会很负责任。对于阿斯伯格综合征孩子的父母来说，这可能是一项更困难的任务，但他们教育孩子的方式将影响孩子如何看待生活，以及长大后如何承担责任。

家人可以从帮助他们学会对自己的物品、金钱和决定负责开始。随着孩子一天天长大成人，这也将有助于他们走向独立。教他们学会独立解决问题是培养自我负责的另一个好方法。当他们向家人求助时，家人应该抵制越俎代庖的诱惑，与他们一起商量，让他们自己想办法。可以询问求助问题的性质和发生次数，头脑风暴可能的解决方案，并列出每个解决方案的优缺点。

这有助于阿斯伯格人士为自己的情况负责，并认识到自己可以选择如何解决这些问题。

要促进自我负责，首先要帮助一个人意识到他有选择的权利，并要为自己的行为负责。如果他在家中得到了支持和教育，他在工作场所也会有这种自我负责意识。

增强自我意识

对于缺乏自我意识和他人意识的阿斯伯格人士，家人一定要在这方面鼓励和教育他们。随着意识的增强，承担责任的能力也会增强。在许多方面，两者是相辅相成的。通过描述其他人如何看待他的行为来帮助提高自我意识的增强，这应该成为家庭支持策略的日常组成部分。这可以帮助他提高对自己行为的意识，以及对其他人可能如何看待其行为并做出反应的意识。这应该以一种温和的、启发式的方式来鼓励和教育他，不要带有任何偏见。与其告诉他这种行为是"错误的"，不如指出该采取何种做法。事实上，简单地陈述他们所看到的观察结果，然后讨论其他人对这种情况的反应或感受，这通常是帮助他增强意识的一种非常有效的方法，因为这样他不会有受到威胁的感觉。

在帮助个体提高自我意识方面，家人可以发挥的另一个重要作用是告诉他们什么是阿斯伯格综合征。许多阿斯伯格综合征人士无法描述这种疾病或解释它对自己生活的影响。一起探索这种障碍，然后指出哪些行为可以归因于它，这有助于提高阿斯伯格人士的自我意识。

培养和支持独立

在我们的社会中，每个人都有争取个人自由的权利。这意味着我们有权在教育、工作、宗教、人际关系等方面做出自己的选择。我们还认为，应该给予每个人以他的能力、出于他的愿望取得成功的机会。遗憾的是，那些与众不同的人有时并不能获得这种权利，或者不能充分行使这种权利。

阿斯伯格人士可能很难学会完全独立生活所需的所有技能。但是，如果有适当的支持和工具，他们至少能更加独立。培养和支持独立是其家人应该发挥的作用。家人可以通过向他提供爱、支持、鼓励和机会来做到这一点。允许他做出选择，增强体验，有助于他探索能力和扩展知识。随着他知识和经验的积累，他将更愿意也更能够尝试新事物。这不仅有助于培养独立性，也有助于克服恐惧和焦虑。

通过培养独立性，家人可以鼓励阿斯伯格人士树立信心，促进他在工作场所取得成功。他将拥有更积极的自我形象，并更有可能探索具有挑战性的选择，从而打开更多机会的大门。

保持沟通渠道畅通

相比外人，家人的优势是他们已经与阿斯伯格人士建立了牢固的关系。这意味着他们能够观察到他情绪、行为和态度的细微变化。他们还会知道他的睡眠或饮食模式是否发生了变化，或者用药是否已经调整。这是需要与相关专业人士和就业导师沟通的重要信息。

在找工作的过程中，家人和阿斯伯格人士保持开放的沟通可以发挥重要的作用。如果阿斯伯格人士有一天下班回家不开心，家人需要探究原因，然后告诉合适的人，在这种情况下一般是找就业辅导员。然后他们可以一起讨论并制定一项解决计划。

团队合作者

家人也是支持团队的一分子，致力于帮助阿斯伯格人士找到工作。一个由父母、就业辅导员、阿斯伯格人士及其雇主组成的小团队，大家的努力目标就是让阿斯伯格人士取得工作上的成功。

与任何一个优秀的团队一样，这个团队必须要有良好的沟通与合作。家人是宝贵的信息来源，因为他们对阿斯伯格人士本人很熟悉。即使他们未必是阿斯伯格综合征的专家，也知道什么情况或事情会影响他的情绪，他害怕什么，他真正擅长什么，他的局限是什么。家人可以为这个团队做出巨大贡献，他们的贡献需要得到重视。与此同时，家人必须考虑其他团队成员的意见和建议。其他成员会有不同的视角，因为他们会在不同的情况下从其他角度看待阿斯伯格人士。这对整个求职过程也是很有价值的。

> 这就是团队合作的意义：人们为了实现一个共同的目标而共同努力。

作为团队的核心成员，家人的另一个作用是将其他成员联系到一起。阿斯伯格人士的家人应该确保就业辅导团队中的其他成员不仅相互了解，而且能够互相通报情况。

倡导者 / 教育者

倡导者是指代表他人发言并支持他人以帮助他们度过某些困难的人。对家人来说，倡导者的角色是非常重要的，如果他们想为阿斯伯格人士寻求服务，通常别无选择。很可能家庭中的某些成员已经扮演这个角色很长一段时间了。他可能找到医生帮助家人诊断了阿斯伯格综合征，也可能去了学校，和老师谈论了阿斯伯格家人所面临的独特挑战，也可能帮助阿斯伯格家人进入了当地大学，并帮助他获得学校的支持。这一作用将贯穿于整个求职过程。家庭成员将需要继续作为阿斯伯格亲人的代表与专业人士联系，并根据情况与雇主联系。

许多专业支持人员的工作量很大。此外，专业人士需要知道的东西太多了，他们不可能了解一切。帮助阿斯伯格人士周围的人了解这种障碍，并学会如何与阿斯伯格人士互动，常常是家人的任务。

一个人提到自己有亲人是阿斯伯格人士时，他就会发现人们想知道什么是阿斯伯格综合征。如果他打算帮助人们了解阿斯伯格综合征，我建议先打好腹稿。我喜欢"电梯演讲"这种方式，因为这样的表达内容简短而切题，既可以让人们了解阿斯伯格综合征是什么，又不会用人们不感兴趣的专业细节使他们感到无聊。之后，如果有人想了解更多，可以在对方表达想了解更多之后再决定如何进一步解释。为了起到支持的作用，每个家庭成员都应该对阿斯伯格综合征足够熟悉，以便在谈话中描述它。家庭成员可以自信地讲给那些对阿斯伯格综合征表达出兴趣的人听。

"电梯演讲"是一种直入主题的内容介绍方法，一般只用 30 到 60 秒。想象一下，你在电梯里，只用一分钟或更少的时间向一个你从未见过的人解释阿斯伯格综合征是什么。如果能做到这一点，你就可以完成"电梯演讲"了。下面是一个示范：

> 你可能从未听说过阿斯伯格综合征，所以让我来解释一下。这是一种与生俱来的神经障碍，它会干扰人们对社交线索和语言的理解。阿斯伯格人士往往只能理解字面意思，很可能用非黑即白的角度看待事物。在理解某些潜规则时，他们需要帮助。在某种程度上，他们有点像计算机，因为他们确实擅长存储和分析数据，但他们不擅长与人交往，除非接受过专门的指导。

将阿斯伯格人士与计算机进行比较的目的是为了吸引听众，激起他们的兴趣，让他们能够产生共鸣。这绝不是为了物化阿斯伯格人士。用能让人产生共鸣的方式说话是帮助他们理解的关键。激发他们的兴趣是为了吸引他们了解更多。由于阿斯伯格综合征对人们来说是一个很难理解的概念，所以用日常用语表达很重要。一定要少用专业术语，这些术语听起来像是杀菌剂，会把人吓跑的。

重要的是，每个人都可以用自己的语言和想法打电梯演讲的腹稿，因为他们对于阿斯伯格综合征及其影响有自己的认识。关键的一点是，在为阿斯伯格人士寻找工作的过程中，他们需要将这种障碍的积极一面灌输给公众。家庭成员扮演着倡导者和教育者的角色，地位独特。

家庭带来的挑战

我已经帮助过数百名阿斯伯格人士，因此有机会见证许多家庭的情况。这些家庭都有两个共同点：对阿斯伯格人士的爱和最好的期盼。家庭是复杂的，每个家庭都有自己的方法处理与阿斯伯格综合征相关的问题。

多年以来，作为一名专业人士，我多次遇到挑战。这些挑战实际上是一些"陷阱"，它们阻碍了阿斯伯格人士前进和自力更生的过程。我把这些挑战称为"父母陷阱"，因为父母的本意都是好的，但结果并不总是与初衷一致。指出这些陷阱是很重要的，因为只有这样才能及早发现并做出改变。

与任何有价值的事情一样，要做到这一点也需要努力。下面要讨论的陷阱对于局外人来说更容易发现，而对于当事人来说，如果没有大量的自我意识和内省，他们自己可能很难认识到。诚实地看待一个人的行为并追溯其原因是非常困难的。在行为背后往往有非常敏感的问题和恐惧，而这些可能是许多人难以承认的。然而，如果这些问题阻碍了个体的成长和其潜力的实现，就应该引起有关家庭成员的注意。也许仅仅意识到这些陷阱的存在就足以让家庭成员避开它们。

我认为有四个陷阱是家庭成员最大的绊脚石。这些是最常见的挑战，会阻碍阿斯伯格人士实现他的全部潜力。

· 放手
· 过度保护

・蓄意破坏

・不切实际的期望

放手

为帮助阿斯伯格人士找到工作，就要鼓励他承担更多的成年人的责任。这需要让他拥有更强的独立性，大胆让他去体验生活，而不是密切关注他的一举一动。虽然这看起来很自然，理论上也没有问题，但是我看到在许多家庭中这个过程并不能很好地自然发生。家人无意中阻碍了这个过程，也阻碍了阿斯伯格人士发挥其全部潜力，因为从本质上，他没有被允许自然成长。这使他很难成为一个完全负责任的成年人并在工作中相应行事。

也许你听说过"空巢综合征"，当家里最后一个孩子或唯一的孩子离开家，父母的窝里不再有一个"小鸡"时，一些父母会产生这种情绪。对有些父母来说，这是一个非常困难的阶段，但对有特殊需要的孩子的父母来说，可能更加困难。在为阿斯伯格人士找工作的情况中，放手可能并不总是意味着离开家。更多的时候，是在精神上和情感上对亲人放手，促使他成为一个成熟、独立的成年人。不管孩子是不是真的要离开家，这对一些父母来说都是一个困难的阶段。在这个阶段，产生失落、悲伤、抑郁和恐惧的感觉是正常的。经历一个悲伤的过程是完全正常的，因为放手意味着改变。改变的本质意味着一个人离开某样东西，转向另一种东西，无论是否出于选择，无论是正面的还是负面的。悲伤是很自然的，这是放手过程中一个正常和必要的阶段。

当我经历情感上的痛苦时，我得到的最好的建议就是不要对抗自己的情绪。尽管这些感觉有时让人不舒服，甚至难以忍受，但我知道我总是能挺过来的。事实上，不与情绪对抗时，我发现我能更快地克服它们，这是个意外收获。多年来不断经历的变化坚定了我的信心，那就是我不仅会走出困境，而且会成为一个更优秀、更明智的人。

因为自身的障碍，阿斯伯格儿童自然更依赖他们的家人。他们更容易被操纵、欺负和孤立，因为他们比其他儿童更脆弱、更天真。他们缺乏许多技能如判断、决策以及常识，而这些是帮助他们安全地生活在这个世界上所必需的。因此，家庭成员有拒绝放手的冲动是完全可以理解的。然而，这是他们要防备的陷阱。

当家人不愿放手时，可能会发生以下两种情况。一种情况是，家人可能会输掉这场战斗，他们的阿斯伯格孩子会反抗并离开。然后，他就只能选择不接受家人的支持。这可能会使他处于不利地位，也可能使他处于人身危险之中，因为他在需要支持的时候无法获得支持。我见过这种情况的发生，这是非常不幸的。

另一种情况是，当家人拒绝放手时，他们会压抑阿斯伯格孩子的独立性，迫使他继续依赖家人。在这种情况下，家人无意中剥夺了阿斯伯格孩子独立的权利，他可能永远无法完全独立。

最难放手的是那些难以面对分离和改变的人，以及那些觉得阿斯伯格人士还没有准备好离开家的人。这些人通常更倾向于通过控制行为来鼓励依赖性，比如为阿斯伯格人士做决定，不允许他们犯错，利用内疚感操纵结果，以及决定他们应该如何选择。这通常是无意识的，与阿斯伯格人士本身的情况没有什么关系。好消息是，如果家人能够认识到自己有这些行为，就极有可能做出改变。

让一个阿斯伯格人士离开家可能会让人望而生畏，但这是必要的。如果不鼓励和支持他独立，他就无法完全过渡到成年。家人可以协助这个过程，也可以阻碍它。他们的协助可以是鼓励阿斯伯格人士、教他去亲身经历一些事情。记住，阿斯伯格人士需要更多的支持才能吸取生活的教训，这对实现独立来说很重要。他需要帮助才能理解错误是什么，为什么会出现错误，后果是什么，以及将来可能会有什么后果。在将这一教训扩大到其他情况方面也需要帮助，他可能要多次经历才能从中吸取教训。

阿斯伯格人士往往比普通人要花更长的时间来完成这种过渡。然而，这种过渡是可以实现的。有些阿斯伯格人士能够独立生活，自谋生计，结婚生子。当然，并不是每一个阿斯伯格人士都是如此，但是如果得到鼓励和支持，他们都可以达到某种程度的独立。一切皆有可能！

具体策略

· 教阿斯伯格亲人如何做家务，包括烹饪，来帮助他变得更加自立。

· 让阿斯伯格亲人负责自己的开销，帮他建立自己的银行账户。

· 出了问题时，克制住要去"拯救"他的冲动。相反，要利用这种情况来给他上一堂人生课。记住，其他人可以自主地从经验中学习，而阿斯伯格人士则需要他人先做解释。

· 支持决策过程，但是不要直接为他做决定，培养他做选择的能力。

· 关注自己的行为和背后的原因。你的表现是令人窒息还是能够鼓舞他人？

· 过你自己的生活。如果家庭成员与阿斯伯格亲人的关系过于密切，放手会变得更加困难。

过度保护：是压制，还是扶持

没有一个家庭成员愿意看到他们所爱的人苦苦挣扎，一再被打击。家人的部分作用在于提供保护，为孩子的成功奠定基础，然后满怀希望地看着孩子一步步靠着自己的努力走向成功。当家里有阿斯伯格人士时，家人很难袖手旁观。这是一个不断向前努力的过程，对家人来说，袖手旁观是非常痛苦的。他们本能地要去保护家里的阿斯伯格人士，但当阿斯伯格人士已经成年时，情况就变得复杂了。其他家人要知道如何引导和支持家里的阿斯伯格人士，同时还要尊重和培养他的独立性。

在我的执业经历中，经常看到家庭面临的第二个问题是对阿斯伯格人士过度保护。我听说这在社会服务行业被称为"压制"，这个表达背后的批评和负责评判一目了然。"压制者"认为人是一件需要塑造的物品。当然，这通常是一种潜意识的想法。他为阿斯伯格人士做所有决定，基本上剥夺了他的自主性。

典型的压制行为包括持续性的观察和评论阿斯伯格人士的行为。他会预测阿斯伯格人士的一举一动，然后阻止他主动采取行动。他会在其他人面前训斥阿斯伯格人士，不允许有异议，有时甚至不允许他说话。有些人读到这可能会感到震惊。遗憾的是，这种情况并不少见。我曾经见过一些人，他们不允许成年的阿斯伯格人士说一句话。我会直接问阿斯伯格人士一些问题，但每次都是父母或兄弟姐妹替他做出回答，虽然他们很清楚我不是在问他们。

一般来说，压制者不会把这种行为归咎于他自己的控制欲。这会让他意识不到自己的压制行为，从而看不到改变这种行为的必要性。问题就在这里。由于不能自我表达，阿斯伯格人士无法明确自己的定位，成长过程中也不知道自己到底是谁。因此无法养成必要的能力来充分发挥自己的全部潜力。

与那些曾经或正在被压制的阿斯伯格人士打交道是非常困难的，因为很难理解他们在生活中想要什么。这会使找工作的过程复杂化，因为要花大量的时间建立一个人的自尊和自信，有了自尊和自信，他才会考虑自己的需求。这对阿斯伯格人士来说很难，因为他的家人总是在定义他是谁。此外，阿斯伯格人士可能在我这里进步很大，但在家里过了一个周末后就又倒退了。这是一个缓慢的过程，前进两步，后退一步。此外，如果压制者感到特别受到威胁，就有可能蓄意破坏整个过程。我将在下一节更详细地讨论这个问题。

压制的反面是扶持。当整个家庭都愿意扶持阿斯伯格人士时，他们会爱他，教导他，尊重他的个性。他们不会让他感到难堪，而是鼓励他从错误中吸取经验教训。在家人的扶持下，阿斯伯格人士会感到自信和被人信任，从而能更好地探索和成长。很有可能，当他感到被扶持而不是被压制时，他不会反抗，因为根本就没有必要。他觉得自己在掌控着自己的生活，而不会感到无助和依赖他人。

具体策略

· 鼓励和赞美阿斯伯格人士的个性和独特。

· 避免让阿斯伯格人士产生负罪感。

· 鼓励阿斯伯格人士的自我表达。

· 当发生情况时，向他解释原因和结果。

蓄意破坏

对于专业人士来说，看着阿斯伯格人士的工作被他的家人蓄意破坏，是很痛苦的。"蓄意破坏"听起来可能很刺耳，但这是真的，而且发生的频率比人们想象得要高。以 23 岁的阿斯伯格年轻人克雷格为例，他刚刚参加了一个就业指导项目，马上准备工作了。他很积极，愿意尝试任何事情以获得经验。他最终在当地一家公司找到了清点库存的工作。这份工作正合他的心意，因为他很擅长数据相关的工作。他也是一个非常负责任的年轻人，只要在一开始给予一些指导和支持，他就完全可以胜任工作。但他的母亲却并不那么想，她担心这份工作对他来说可能太难。同时她也表示这份工作的报酬不够高。此外，克雷格要很晚才下班，周六还要工作。总之，这份工作似乎总是有问题。

就业辅导员经常在克雷格、他母亲和雇主这里遇到挑战。克雷格的工作做得不错，但他对母亲的消极态度感到不安。他一直都没有离开过母亲。他是一个完美的儿子，当妈妈生病的时候，他会替她去购物。当她回家晚了的时候，他会为她做晚饭。当她在工作中需要额外的帮助时，他会帮助她整理文件和数据。现在他的梦想实现了，但他很清楚，母亲对此并不满意。虽然他的兄弟姐妹们都很支持克雷格，但他的母亲明确表示，这份工作对克雷格来说不够好而且太难了。于是，最终克雷格去公司辞掉了自己的工作。

克雷格的母亲希望克雷格得到最好的，这一点毋庸置疑。但这不是问题的关键所在。最关键的是克雷格的母亲似乎将自己的需求置于儿子之上。也许没有儿子的生活对她来说太可怕了，她觉得儿子新获得的独立和成功对她构成了威胁。对她来说，这可能只是开始。如果克雷格工作顺利，他也许会得到一个更好、有更高薪酬的工作。之后克雷格可能会买一间自己的公寓。也许现在让克雷格不开心比让他品尝到成功的滋味然后失败更容易。尽管克雷格是本人辞去了工作，但他的母亲影响了这一决定。具有讽刺意味的是，克雷格的母亲是以让他找到工作为目标去参加项目的，现如今这个目标实现了，她却又蓄意破坏。

当家庭成员蓄意破坏阿斯伯格人士的成功时，他们是出于各种各样的原因，而且几乎总是潜意识的。然而，在蓄意破坏这个行为背后，最常见的潜在原因是恐惧，那就是担心阿斯伯格人士不成功，不想看到失败的结果。还有一个原因是担心阿斯伯格人士会成功，因为这样一来就会改变家庭关系。

人们的表现往往会受到别人期望的影响。当家庭成员不期望阿斯伯格人士成功时，他们有时会加以"操纵"以确保这一结果。他们会想方设法让阿斯伯格家人无法成功。

他们会以阿斯伯格家人不能自立或独立为借口，确保他没有机会自立或独立，这就是蓄意破坏。他们会躲在种种理由后面，例如嫌工作太困难或不够好。他们也可能把矛头指向服务提供者（为有特殊需要的人提供就业或其他服务的机构），因为后者正与他们的阿斯伯格家人一起朝着独立和就业的目标努力，因此对他们构成了一种威胁。他们会对这个家人说一些关于服务提供者的负面信息，试图破坏信任，动摇双方的信任关系。他们自身的恐惧和需求十分强大，凌驾于阿斯伯格家人获得自由和独立的权利之上。

如果家庭成员能够意识到以下几点，可能就不会再继续做出蓄意破坏的行为：

1. 他们正在蓄意破坏。

2. 他们为什么要搞破坏。

3. 他们的阿斯伯格家人有取得成功的可能，就算这次他或她失败了，这也是一个成长和学习的机会。

家人蓄意破坏的行为也并非出于恶意。事实上，他们认为自己太爱阿斯伯格家人了，必须保护他们免受世界和自身的伤害。他们认为自己这样做是为了更好的保障阿斯伯格人士的最大利益。

底线是：发现并解决影响阿斯伯格人士工作或离开家庭的情绪问题，这样才能打破恶性循环，让他走向独立和成功。有问题意识是预防的第一步。

防止蓄意破坏的具体策略

· 家庭成员可以问自己以下几个问题：

1. 阿斯伯格家人找到工作有什么可怕的？

2. 把他留在家里有什么好处？

3. 如果他找到了工作，这将如何影响你的生活？

4. 他是否值得成功？

· 允许阿斯伯格家人选择自己的工作，并相信他能做到。

· 相信服务提供者会考虑阿斯伯格家人的最大利益，并希望看到他成功。

· 不要对阿斯伯格家人说关于工作的坏话。

· 当他正在竭尽全力取得成功时，要表现出你为他自豪。

不切实际的期望

家庭成员对阿斯伯格人士的期望有时也会成为他们找工作的障碍，尤其是这些期望不切实际时。当家庭成员高估或低估阿斯伯格家人的能力时，就会发生这种情况。无论是哪一种，都会导致工作的失败。

很重要的一点是，家庭成员的期望要符合现实，这样他们才能在阿斯伯格人士的生活中起到支持而不是拆台的作用。家庭成员在支持阿斯伯格人士时，往往很难把握希望和现实之间的关系。他们可能只看到挑战和限制，也可能会被他们对阿斯伯格家人的爱所蒙蔽，只看到阿斯伯格人士的优点，而看不到缺点。虽然这是可以理解的，但是会给阿斯伯格人士带来压力，让他去承担超出自己能力范围的事情。这并不意味着应该去限制他，但期望应该是可以实现的，随着他的成长和发展，期望也要相应发生变化。

家庭成员还应该记住，要根据劳动力市场和雇主的情况来调整自己的预期。例如，一个只有高中学历且没有工作经验的人想找到每小时 20 美元的管理工作是不现实的。这听起来可能很荒谬，但怀有这样不切实际期望的家庭并不少见。他们可能还期望他们的阿斯伯格家人能在大公司找到一份朝九晚五的工作，享受全部福利。他们没有考虑到，阿斯伯格人士和进入劳动力市场的每一个人一样，必须付出巨大的努力。这可能意味着他必须轮班、兼职和做两份工作，或者要像其他人一样，从一个较低的职位开始往上升。

其他所有找工作的人必须经历的过程，阿斯伯格人士也同样要去经历。阿斯伯格人士有残障，并不意味着他应该得到优待。工作场所的特殊照顾是一种支持，而不是"特殊待遇"。

具体策略

·听取中立者的客观建议，例如就业辅导员和专业人士，帮助判断什么对阿斯伯格人士来说是现实的，什么是不现实的。

·做好思想准备，阿斯伯格人士要靠自己的努力才能干好一份工作，这可能意味着要从初级工作开始做起。

·确保预期目标可以达到。

·了解阿斯伯格人士对这个预期目标的看法。如果他或她认为这个目标不现实或无法实现，你可能需要做出调整。

与专业人士合作

在阿斯伯格人士找工作时，家庭成员和专业人士的共同努力是很重要的。专业人士可以利用他们的经验和知识储备来提出职业选择的建议，而家庭成员对阿斯伯格人士的需求和能力都有深入的了解。

以下是一些帮助家庭成员与专业人士合作的方针：

·做好准备。为与就业专家、顾问、雇主和就业辅导员的会面做好准备。提前写下你的问题和顾虑，然后记下交流中获得的答案。

·井井有条。保存所有报告和评估的文件，以便你能迅速获取信息。服务提供者可能会在不必要的情况下提供重复的服务。如果你手边有资料可查看，就可以避免这种情况，并节省宝贵的时间和精力。

·多了解信息。尽可能多地了解阿斯伯格综合征，这样你就能积极参与为阿斯伯格家人或客户找工作的过程。了解劳动力市场，了解什么工作适合你要帮助的阿斯伯格人士。

·沟通。保持开放的对话很重要——无论对话内容是积极的还是消极的。你如果不同意专业人士的建议，就说明具体原因。然后去聆听对方的回答，如果有不明白的地方可以要求澄清。

风雨之后有彩虹

必须要让家庭成员明白，阿斯伯格人士是可以独立、成功和快乐的。这可能是一个漫长的过程，但许多人已经走过，他们成功到达了目的地。家庭可以发挥巨大的作用，在看到自己的家人第一天上班回家或在公司午宴上获得称赞时，所有人都会陶醉在这一刻的成就和喜悦之中。对于阿斯伯格人士及其家人来说，这些都是胜利的时刻。

请坚信，黑暗的尽头是光明的，风雨之后是彩虹。不忘初心，大胆向前吧！

第六章 专业人士（教育、医疗和就业方面）

那些为别人奉献一生的人是世界上最富有的人。在这个世界上，没有什么比人心更能保证这种投资的回报了。

早上八点，我办公室的电话响了。电话是当地社区大学的一位辅导员打来的，他想咨询一下如何为一位阿斯伯格学生提供支持。这名学生是烹饪专业的，她很难适应课程的压力，这让她十分焦虑。焦虑使她不断抠自己的双手，把皮肤都抓破了，她已经成了教室里的安全隐患。如果她控制不住自己，将会被开除。这位辅导员急于求助，但是不知道如何求助。此时，她碰巧看到了我的网站。

在电话中，辅导员告诉我，为了找到能够为这名学生提供帮助的专业人士，她颇费周折，因为很少有人听说过阿斯伯格综合征，更不用说知道如何帮助阿斯伯格学生了。在这个学生走进她的办公室之前，她自己也从未听说过。幸运的是，这名学生对自己的障碍非常了解，能够告诉辅导员阿斯伯格综合征给自己带来的问题。她对于辅导员能找到一位了解情况、有经验和知识基础的当地专业人士来帮助自己松了一口气。

在将阿斯伯格人士与适当的资源联系起来、指导他们实现短期目标、倾听他们的需求方面，专业人士发挥着重要作用。然而，如果专业人士没有识别出这种障碍或对它知之甚少或一无所知，他们就很容易在无意中误导别人，可能会导致阿斯伯格人士长期不得志，还可能会阻碍他发挥自己的潜能并找到有意义的工作。

专业人士需要知道什么

为了更有效地开展工作，专业人士需要能够识别和了解阿斯伯格综合征，并且能够和阿斯伯格人士沟通，无论后者的身份是客户、病人还是学生。专业人士一定要花时间了解阿斯伯格综合征，因为这些知识对于如何为他人提供帮助有着巨大的影响。第一步是学会识别阿斯伯格综合征的特征。

识别特征

许多人从未见过阿斯伯格人士，或者见到了也意识不到。在这一点上专业人士和其他人没什么不同。只有了解了阿斯伯格综合征，才更有可能将它与其他疾病区分开来。事实上，通常当你向一群人描述阿斯伯格综合征时，会有人说，"我知道有人就是这样的。"或者"我有个叔叔就是这样！"只有当你了解某物或你的注意力被它吸引到时，你才会开始注意它。

对专业人士来说，了解阿斯伯格综合征的主要特征很重要。世界上有如此多的诊断，专业人士不可能全部都熟悉。然而，他们可以学习识别许多特征，这些特征会提示他们有些事情不太对，并为他们指明正确的方向。通常情况下，是专业人士或家庭成员发现了问题，从而产生多米诺骨牌效应，最终进行诊断。对一些人来说，诊断结果只是帮助他们更理解自己，让他们走上正确的道路。

第四章中有对阿斯伯格综合征的描述和一份特征列表。这些将有助于专业人士对这种障碍有更好的理解。然而，专业人士有那么多关于各种障碍的信息需要记住，冗长复杂，很难记住完整的可能症状清单。为了简化，请注意三个方面的主要问题，当它们同时出现时，专业人士就要注意了，这可能和阿斯伯格综合征有关。这三个方面分别是人际交往能力差、运动协调能力差和"超常的"语言能力。正是这三个特征的结合将阿斯伯格综合征与其他障碍区分开来。

一旦专业人士认识到某人有阿斯伯格综合征，他们就能帮助他。对许多阿斯伯格人士来说，认识到问题往往是成功的一半。如果不知道为什么自己在生活中有这样的困难，他们就会感到沮丧和绝望。如果有人识别出他们身上的关键特征，然后帮助他们获得适当的资源，他们可能就会打破这种绝望的循环。

诱因和压力

除了识别阿斯伯格综合征之外，专业人士还可以从了解引发阿斯伯格人士压力的因素中获得有效信息。掌握这些知识有助于专业人士指导阿斯伯格人士找到更合适的环境，也能帮助他们识别导致焦虑的原因，这样他们在做人生选择时能够更加积极主动。

以下是通常会引发或导致阿斯伯格人士压力和焦虑的一些情况：

· 被误解

· 人群

· 噪音

· 混乱

· 无条理的时间安排

· 社交场合

· 改变

· 干扰，比如吵闹的环境

压力使身体产生化学反应，使人产生失败、沮丧、焦虑和绝望的感觉，也可能会导致过度活跃。自杀冲动很常见，尤其是对于 20 多岁的阿斯伯格年轻人来说。专业人士应该注意到压力对阿斯伯格人士造成的严重影响。

对所有人来说，应对压力的最好方法就是努力消除压力来源，但这并不总是可行的。例如，如果工作中的噪音给阿斯伯格员工带来了压力，那么让他因此而辞掉工作可能是不明智的。但对这位员工来说，戴上耳塞减少感官超负荷可能是合理的。在识别压力产生的原因和找到解决办法方面，专业人士可以提供很多帮助，但前提是专业人士了解引发压力的原因。

阿斯伯格人士应对压力的有效方法很多，包括冥想和瑜伽，听舒缓的音乐，找一个安静的地方隐居，锻炼，以及呼吸和想象等放松练习。对一些阿斯伯格人士来说，花时间在一个特殊的兴趣爱好上也可以让他们平静。

交流

在帮助阿斯伯格人士时，那些花时间学习如何与他们有效交流的专业人士会取得更大的成效。与阿斯伯格人士交流的关键是表达要清楚而直接。换而言之，要准确说出你的意思。如果你想让阿斯伯格人士做什么，那就直截了当地告诉他，不要采用提问的方式。当你把要求作为一个问题提出而没有得到想要的回应时，你必须要么接受实际的回应，要么重新直接提出要求。例如，假设你问："你现在想回家吗？"而你真正想说的是"是时候回家了"。如果你收到的回应是"不"，你要么接受这个回答，要么直接对他说："实际上我的意思是想让你现在就回家。"阿斯伯格人士可能会纳闷，如果你并非真的想要他的回答，为什么还要问这个问题。

对于专业人士来说，明确表达他们对阿斯伯格人士的期望也很重要，否则他就会不知道要干什么。例如，你可以说："我希望你在 2 点 55 分到我的办公室来一下。"或者"我希望你明天给我发一份简历"。如果不清楚所说内容是否被他理解，可以要求他重复一下。与阿斯伯格人士有效沟通，必须要简单说出期望以及用词明确（详见第七章）。

谁是专业人士？

还记得有个儿童电视节目《罗杰斯先生的邻居》吗？里面有一首叫作《你的邻居是谁》的歌，歌词里有警察、消防队员和建筑工人等。你也可以把歌词改成"你家附近的专业人士是谁"。对于阿斯伯格人士来说，这些专业人士可以分为三类，即教育专业人士、医疗专业人士和就业专业人士。

以下是一份关于这三类专业人士的列表，除了对他们在专业方面的作用进行描述，还提供了具体的信息，以指导每类专业人员如何帮助阿斯伯格人士。

教育专业人士

如今，教育专业人士在主流课堂上教授有不同需求的学生时，面临着大班授课、资源紧张和支持有限的问题。他们没有时间或策略来帮助他们的学生解决可能面临的每一个挑战。虽然如此，大多数教育专业人士都致力于帮助他们的学生充分发挥他们的潜力。他们渴望利用有关信息针对不同需求的学生开发更有效的教学方法，包括阿斯伯格学生。

对于教育专业人士来说，要知道阿斯伯格学生并不是故意表现不好或很难相处，这一点很重要。教师及其助手可以提供社会技能方面的支持和帮助，帮助阿斯伯格学生学习如何在社交场合做出反应并理解社交线索，从而帮助阿斯伯格学生。

虽然阿斯伯格学生有时表现出良好的记忆能力，但他们可能理解能力差，思维过程僵化。教师应以阿斯伯格学生的特长为基础，利用学生独特的特殊兴趣激发积极性，帮助学生发展才能，拓宽知识和技能。

在小学，阿斯伯格学生的行为问题可能是教师面临的最大挑战。然而，在学业上，阿斯伯格学生往往相当出色。他们的记忆力、运算能力和对感兴趣科目的高度关注力都有助于学业。随着学生升入高年级，在社交技能、语言和强迫行为方面的问题通常会变得更具挑战性。这可能导致他们被同龄人欺负和嘲笑。

让我们来看看哪些人属于教育专业人士的范畴，典型角色是什么。

教育专业人士包括：

·小学教师：小学教师对儿童的发展起着至关重要的作用。他们教儿童数学、语言、自然科学和社会科学的基本知识。

·中学教师：中学教师帮助学生更深入地钻研小学阶段已经初步了解的知识，让他们了解更多关于世界的常识。职业教育教师指导和培训学生在各个领域工作。他们通常教授当地雇主非常需要的课程，比如记账、计算机编程和汽车维修。

·助教——助教是在课堂上为教师提供教学和文书支持的人，这样让教师有更多的时间进行课程设计和教学。许多助教能在工作中接触到特殊教育学生。随着学校将特殊教育学生纳入普通教育课堂，助教对残疾学生提供的支持也越来越多。

·指导顾问：小学、中学和大专院校的指导顾问能帮助学生评估他们的能力、兴趣、天赋和个性特征，来制定现实的学术和职业目标。

·合作教育①教师：合作教育教师通常在中学教学。他们的工作是给学生分配合适的工作实践，学生通过参与实践获得毕业文凭必需的学分。

·校长和助理校长：校长和助理校长管理小学和中学。他们雇用教师和其他员工并评估和帮助他们提高技能。他们会到教室旁听，观摩教学，检查教学计划和学习材料。许多校长和助理校长也要负责制定学生从学校到工作的就业辅导项目。随着特殊需要学生的人数不断增加，他们必须留意这些学生的需要，以照顾他们独特的学习方式。

·特殊教育教师：特殊教育教师和其他教师一样，教授常规科目以及必要的生活技能，比如如何系鞋带、如何看时间。他们经常对有特殊学习需要的学生进行一对一指导。

---

① 编注：合作教育（Cooperative Education），是一种将课堂教育与工作实践相结合的教育项目，在校学生通过工作实践获得学分，目的在于帮助年轻人实现从学校到工作的过渡。

·学校心理咨询师 / 心理测量师——学校心理咨询师 / 心理测量师通过对个人的心理评估，协助教师为课堂开发教育、情绪、社会适应和有效的行为管理方案，将有特殊需要的学生协调转介到社区机构，并提供短期咨询干预。

他们可以提供什么帮助

专门针对阿斯伯格综合征学生的方案种类有限。老师们可能不得不依靠专门为高功能孤独症人士设计的教学方法来应对。老师们不妨学习一下应用行为分析法（Applied Behavioral Analysis，简称 ABA）。这种方法基于这样一个理念：被积极强化的行为将会重复。换句话说，奖励可以强化积极的行为。

教育专业人士也会发现，视觉辅助工具对阿斯伯格学生很有帮助。图表和图片等辅助工具不仅可以传达更多信息，而且增加了信息被接收的可能性。通过让阿斯伯格学生提前准备应对课堂上可能发生的变化，可以减少问题的发生。阿斯伯格人士很难接受改变，但如果他们事先有时间准备和调整，就能更好地去应对。

在寻找适合阿斯伯格人士的工作时，教育专业人士可以发挥很大的作用。他们通常能最早看到阿斯伯格学生的优势、挑战和潜力。通过鼓励阿斯伯格学生发展有可能决定未来职业生涯的特殊兴趣，教师、指导顾问和合作教育教师可以对学生产生巨大的影响。他们也可以利用学生的独特天赋来帮助学生增加知识储备和提高技能。例如，如果一个学生对计算机着迷，老师可能会鼓励他学习计算机编程。

教育专业人士也可以参与合作式教育项目的建立，把学生安排在工作环境之中。教育专业人士可以借此让阿斯伯格学生有积极的工作体验，因为之前他们经常得到负面的反馈。如果老师精心选择符合阿斯伯格学生的能力和兴趣的内容，就可以帮助学生有机会取得成功。了解阿斯伯格综合征的教育专业人士可以提前联系雇主，让他们做好准备，帮助建立工作常规日程表，帮助每一个人获得积极的体验。

教育专业人士也可以作为倡导者，帮助阿斯伯格学生适应学校系统。因为他们需要更强调实际动手能力的学习方法，这可能包括支持他们选择合适的专业方向，这些专业通常可以在社区学院和学徒计划（apprenticeship program）中找到。当教育专业人士意识到阿斯伯格学生的压力诱因时，还能引导学生走向合适的职业道路。如果阿斯伯格学生对那些特别有挑战性的职业感兴趣，教育专业人士也可以为学生提供"现状核查（reality check）"，这有助于学生做出明智的决定。

医疗专业人士

医疗专业人士在诊断残疾和为家庭提供指导方面发挥着关键作用，此外还有责任确保没有潜在的医学问题。例如，家庭医生会通过检查发展目标和询问有关学校的问题，检查阿斯伯格人士的社会发展（psychosocial development）。当他们发现危险信号时——例如，阿斯伯格孩子要花三个小时才能完成一个30分钟的家庭作业——家庭医生就可以提出疑问，查看所有可能的诊断。

医疗专业人士及其典型角色包括但不限于：

· 家庭医生：家庭医生是向成人和儿童提供一般医疗服务的医生 / 初级保健医生，专门面向家庭。通常是家庭寻求医疗救助资源的第一个联系人。

· 精神科医生：精神科医生是在精神、情感和行为障碍的医疗、心理和社会方面受过训练的医生。他会帮助病人及其家人应对压力和解决危机。精神科医生经常会咨询家庭医生和心理治疗师（如心理学家和社会工作者）的意见。

· 临床心理学家：临床心理学家专门研究发育障碍的本质和影响，其中包括阿斯伯格综合征。他可能会进行心理评估和测试，对障碍者进行行为矫正和社交技能训练。

· 社会工作者：社会工作者提供咨询服务或协助安排服务。

· 心理咨询师 / 治疗师：心理咨询师 / 治疗师是有经验的、持有执照的精神健康专业人士，通常在精神分析机构接受过高级培训，包括精神病学家、心理学家、社会工作者、顾问或临床护理专家。精神分析学家 / 治疗师以一种接受和支持的态度，让客户可以深入探索自己的问题。

· 作业治疗师：作业治疗师专注于帮助客户培养实用的自主技能，帮客户过好日常生活，如穿衣、吃饭。他可能还会帮客户提高感觉整合、动作协调和精细运动的能力。

· 言语 / 语言治疗师：言语 / 语言治疗师主要致力于帮助客户提高沟通

技能。

·物理治疗师：物理治疗师帮助客户改善其身体骨骼、肌肉、关节和神经的状态，从而提高其肌肉力量、协调能力和运动技能。

他们可以提供什么帮助

了解阿斯伯格综合征早期的预警信号是早期诊断和干预的关键。早发现就可以早点引入适当的策略、支持和教学技术，这将有助于阿斯伯格综合征儿童自尊和理解能力的发展，并为更大的成功铺平道路。

医学专业人士应该熟悉的一些阿斯伯格综合征的主要警告信号如下：

·社交能力严重受损，包括眼神交流和面部表情等非语言表达能力受损

·同伴关系发展不良

·缺乏共同的兴趣或自发的互惠社会互动

·过度专注于某些兴趣、活动和行为模式

·反复拍手，重复性动作

·语言或认知发展没有明显的延迟

当家庭成员提出有关阿斯伯格人士的问题时，一定要放在心上。家庭成员与阿斯伯格人士接触最多，往往是第一个发现问题早期信号的人。

如果医疗专业人士怀疑患者有阿斯伯格综合征，一定要将患者转介给合适的专家。早期干预对病人的病情发展至关重要。例如，让病人去看心理医生，这可能让他走上正确的方向。

为了阿斯伯格人士的整体健康，一定要将治疗、支持、教育、就业各方面专业人士的努力相结合。这种协调的努力合作和所有参与者的信息分享，有助于阿斯伯格人士早日找到合适的工作。

对阿斯伯格人士的需求和感受保持敏感有助于医疗专业人士与他们建立信任，这样更方便提供帮助。阿斯伯格人士和普通人一样都有自己的感受和需求，应该得到同样的尊重。如果他们没有被平等对待，或者他们没有被视为聪明、敏感的个体，他们可以感觉得到。

推荐阿斯伯格人士及其家人到当地或国家机构（如阿斯伯格或孤独症协会）获取信息，并得到联系其他资源（见本书有关资源部分）的帮助。为病人指明适当的政府资源以提供资助及就业支援的方向也是十分有用的。

就业专业人士

在为阿斯伯格人士寻找工作的过程中，帮助他人找到并保住工作的就业专业人士可能扮演着最重要的角色。可以在像慈善商店这样的社区机构、政府就业中心和职业康复中心或社区中心找到他们。可能也有私人服务机构为残疾人提供就业服务。就业专业人士的职责之一是直接与客户合作，或者是将客户与适合他们需求的就业服务机构联系起来。

尽管针对阿斯伯格人士具体需求的就业资源可能会少得令人沮丧，但对于有不同需求的求职者来说，就业专业人士仍然是最佳的联系渠道。就业专业人士与当地就业相关的项目和服务联系最紧密。遗憾的是，对就业专业人士来说，一个固有的困境是缺乏关于专门服务的信息。通常没有一个能列出专业人士、机构和社区服务的通用资源索引，即使有，也可能不够全面。就业专业人士需要做一些研究和挖掘，才能为客户提供具体合适的资源。这不仅让客户的家人和其他专业人士感到沮丧，也让那些希望尽快将客户与适当资源联系起来的就业专业人士感到非常沮丧。

就业专业人士在工作中经常会遇到一个让他们非常痛苦的难题，那就是客户对他们怀有不切实际的期望。客户经常指望就业专业人士能够解决他们的问题，并把一份完美的工作交给他们。但就业专业人士只是为客户提供支持和指导，并不能帮助他们解决一切问题。因此，就业专业人士经常要花大量时间帮助客户学会承担责任，并参与到找工作的过程中去。

对于就业专业人士来说，一般有两种类型的客户。有些客户抗拒这个过程，他们找各种借口，把生活中的各种问题都归罪于他人。我们不妨称他们为"是的，但是……"型客户。还有一些客户善于接受，积极主动，他们把想法和策略付诸实践，勇于承担责任并参与到找工作的过程中。这些客户可以被称为"是的，而且……"型客户。这两种类型的客户在工作场所都面临着相似的挑战，然而，"是的，而且……"型客户通常会发挥他们的潜力，更快地找到工作。对于就业专业人士来说，和那些"是的，但是……"型客户合作是非常困难的，因为他们会给这个过程带来阻力。这通常是一场艰苦的战斗，最后客户可能还会埋怨专业人士没有"解决"问题或没有提供解决方案。

公平地说，总会有个人差异和个性冲突。事实上，不是所有人都会相互喜欢的。如果客户和专业人士合不来，客户应该毫不犹豫地换一个更合得来的专业人士。

就业专业人士在与客户打交道时必须扮演多重角色。不管他的正式身份是什么，他可能也要扮演就业或职业顾问、社会工作者、导师、倡导者、教育者、职业发展者和培训师等角色。就业专业人士必须熟悉求职过程的各个方面，这样才能更好地为客户提供支持和帮助。他们通常受过良好的训练，善于与人相处，擅长本职工作。在为阿斯伯格人士寻找合适的工作时，就业专业人士面临的挑战是，他们缺乏关于这种疾病的知识，不知道应该如何与这些人交往。本书就是针对这一过程编写的，它将提供解决这一困境的必要工具。

就业专业人士所要扮演的角色包括：

·职业顾问：职业顾问是为寻求第一份职业或想转行的人提供信息和有用建议的人。这可能包括关于培训和继续教育的信息，以及简历的写法和面试技巧。职业顾问帮助规划职业道路，但决定权掌握在求职者个人手中。

·职业康复咨询师：职业康复咨询师接受过专门训练，帮助那些有身体、智力或社交障碍的人。他拥有帮助残疾人所需的训练技巧、经验和知识。

·就业辅导员／培训师：当员工刚开始从事一项工作或学习新技能有困难时，就可以请就业辅导员到工作场所进行指导。

·就业专家：就业专家是将接受服务的个人、雇主、家庭、公共机构代表以及社区连接起来的人。就业专家是一种特殊类型的康复咨询师，专注于帮助人们成功就业。

·支持协调员：支持协调员是协调服务和联系其他专业人士的人，通常也可以作为阿斯伯格人士的倡导者。

·个人支持工作者：个人支持工作者由机构或家庭雇用，一对一地帮助阿斯伯格人士。他可以帮助阿斯伯格人士参与娱乐和社区项目，以确保他拥有更全面的生活质量。

·公共交通培训师：公共交通培训师是受过培训、教残疾人如何乘坐公共交通工具的人，目的是帮助残疾人变得独立。

·就业导师：导师是那些对帮助他人成为成功员工有特殊兴趣的人。融洽的师徒关系是相互尊重、信任、理解和共情。优秀的导师不仅分享技术专长，还会分享人生经验和智慧。他们善于倾听、观察和解决问题。

·倡导者：倡导者代表他人行动或发言，帮他解决问题，可以驾驭复杂的程序和 / 或服务。

他们可以提供什么帮助

与当地专门研究孤独症谱系障碍的协会联系，找出客户在本地可用的资源。

列出社区内或周围熟悉阿斯伯格综合征的医疗专业人士的名单。

学会识别阿斯伯格综合征的特征。

阅读阿斯伯格人士的自我描述。这些描述为了解阿斯伯格人士的行为和世界观提供了极好的视角，这在与他们相处时非常有用。

了解什么样的环境最适合阿斯伯格人士，这样才能更有针对性地为其找工作。

还有，阅读本书！

寻找本地资源

就算是专业人士，也需要花大量时间寻找当地的资源。这是一项艰巨的任务，如果不知道从哪里开始的话，就更困难了。对于那些希望为阿斯伯格人士寻找当地资源的人来说，有几种途径可供选择。首先要了解的是，针对阿斯伯格人士的资源可能非常有限，而针对寻求就业服务的阿斯伯格人士的资源更加有限。你可能需要将搜索范围扩大，然后对相关的专业人士进行阿斯伯格综合征的知识教育。

以下是搜索本地资源的五种常见方法：

·互联网——关键词，搜索词

·黄页（电话黄页）

·公共机构——学校、就业办公室、职业康复中心

·当地图书馆

·关系网

互联网

互联网已成为不可或缺的平台，越来越多的组织正在使用它来做宣传，

并有全面介绍自己的网站。这是开始搜索资源的好地方。可以使用以下关键词来缩小搜索范围：

- 阿斯伯格综合征 + 就业 +［所在城市 / 地区 / 省 / 国家］
- 孤独症 + 就业 +［所在城市 / 地区 / 省 / 国家］
- 就业服务 + 残疾 +［所在城市 / 地区 / 省 / 国家］
- 职业康复服务 +［所在城市 / 地区 / 省 / 国家］
- 残疾服务 +［所在城市 / 地区 / 省 / 国家］
- 就业导师 / 职业教练 + 残疾 +［所在城市 / 地区 / 省 / 国家］
- 就业专家 +［所在城市 / 地区 / 省 / 国家］
- 就业援助项目 +［所在城市 / 地区 / 省 / 国家］

黄页

通过黄页查找当地资源仍然是一个好方法。你可以搜索下列关键词来寻找服务资源：

- 康复服务
- 就业服务
- 社会服务
- 职业培训和职业康复
- 就业咨询服务
- 职业培训及相关服务
- 职业康复机构
- 职业培训机构
- 青年中心

公共机构

通过公共机构也可以寻找资源，包括学校、政府机构和部门。特殊教育教师通常比较熟悉当地资源，可能会为你指明正确的方向。可以去当地政府主管的就业办公室去了解一下。社区学院有学生服务部门，通常能够向有特殊需求的学生提供建议，帮助他们联系当地资源。你或许可以通过公共机构查询区域范围的资源指南。

当地的图书馆

当地的图书馆可能会有当地政府所提供的项目和服务信息。在图书馆也可以查到有关地方、区域和国家的资源指南和索引的信息内容。

关系网

无论通过哪种渠道寻找资源，你最终都需要打几个电话并与人们交谈。不要害怕与人交谈，问他们认识谁。一般来说，通过关系网，你可以获得你需要的联系人。

专业人士都是非常敬业的。他们常常超出职责范围去帮助别人。尽管在帮助阿斯伯格人士找工作时，他们与其他参与者一样都会遇到许多问题和挫折，但他们仍然会利用自己的资源和创造力努力去解决问题。通过学习识别阿斯伯格综合征的特征，了解阿斯伯格人士所面临的独特挑战，帮助他们学会自立，专业人士通常可以打破阿斯伯格人士这个"绝望的循环"。

总结

每一个为阿斯伯格人士寻找工作的人都有助于改变公众对各种残疾群体的看法。通过教育、建立联系与接触，他们可以帮忙塑造一种积极的认识，即阿斯伯格人士可以在工作方面以及为社区做出贡献。每个参与者都因渴望成功而变得更有力量。通过共同努力，他们就能拥有让梦想变成现实的超能力！

第二部分

基础工具

第七章　四大支柱教学法

——帮助阿斯伯格人士的好办法

在帮助阿斯伯格人士学习时，不妨把自己看作试图在另一种文化氛围中学习的外国人。如果你在国外生活过，不会说那里的语言，不知道那里的风俗习惯，那么你就会知道，就连做一些最简单的事情也十分具有挑战性，比如想要一杯水，或者是想与人打招呼。在一种文化中被认为是礼貌的动作，在另一种文化中可能会被理解为粗鲁。二十世纪九十年代我去南美旅行，在一个小镇和当地一位女士进行了交谈。当我们聊到家庭时，我用手比在腰身上来描述我侄女的身高。当我做这个动作的时候，她奇怪地看着我，但我当时并没有意识到，只是继续聊天。后来我才知道，在那里的文化中，用手势描述一个人时是伸出手，掌心要侧面朝前。掌心朝下的动作是他们用来描述动物的方式。换句话说，我刚刚把我的侄女比作一条齐腰高的狗。难怪那位女士会奇怪地看着我！如果没人告诉你怎么做是恰当的，那你永远不会知道自己做了不恰当的事。如果有人告诉你怎么做才是正确的，下次你就会换那种正确的方式。

阿斯伯格人士曾经告诉我他们每天的生活是怎样的。他们只是尽自己最大的努力去适应他们所知道的规则，但总是无法意识到什么是可以接受的，什么是不可以的。对阿斯伯格人士来说，任何事情都需要人指出来才能理解，而没有阿斯伯格综合征的人通常不需要解释就能自然地接收到提示。

与数百位阿斯伯格人士打过交道的经验告诉我，我的教学指导方式应该成体系。我很早就意识到，想让客户确实从我这里学到什么，在教学上我需要适应他们。本章将向你分享我帮助阿斯伯格人士学习时使用的好办法。如果你在这个过程中犯了一两个错误，记得对自己要宽容一点，智慧往往来源于错误。如果坚持这套教学体系，你就能成功地让对方接受你的信息。

我的这套体系叫作"四大支柱教学法（Four Pillar Teaching Technique）"，

每一个"支柱"都承载着不同但同样重要的课程内容。如果缺少一个或多个支柱，那么课程体系就无法建立，只会留下可能导致误解的信息碎片。在你帮助阿斯伯格人士时，这种情况可不是你想要遇到的。

这四大支柱分别是：

1. 有效沟通；

2. 清晰的期待；

3. 明确的后果；

4. 一以贯之。

支柱一：有效的沟通

直截了当地说出你要表达的意思，但尽量不要超过十五个字。

要想与你的阿斯伯格朋友进行有效的沟通，秘诀在于让他清楚地了解你说话的内容和方式。与阿斯伯格人士进行有效沟通的四个关键步骤是：

· 不要假定；

· 提前做好计划；

· 直截了当；

· 利用细节。

不要假定

与阿斯伯格人士进行交流的第一步是：不要假定他们知道大家都清楚的事情。

在日常与人交流的过程中，我们每一个人都会做出各种假定。我们经常想当然地以为我们知道某人在想什么或他下一步要做什么。不知你是否留意过，在做出这种假定的时候，你往往会犯错。当你假定某人知道，而他本人根本就不知道的事情时，他可能会感到受伤或是愤怒。这种想当然的假定总是危险的。如果你是在对阿斯伯格人士的想法、认识或理解做出假定，那就更加危险了，因为他们看待世界的方式与众不同。在这种情况下，如果你做出假设，可能会给别人和你自己带来灾难性的后果。

阿斯伯格人士知道的往往比我们认为的要多，但理解的却比我们认为的要少。

布伦达是一位阿斯伯格年轻人，她的经历说明，假定他人的想法可能带来的误会。一天，在休息期间，她和就业辅导员决定一起去散步。辅导员很快注意到布伦达总要走在前面几步，而不是和她并排走。这时候，辅导员可能会做出如下假定：

- 她之前冒犯了布伦达？
- 她自己走得太慢了？
- 布伦达是故意的？
- 布伦达不喜欢她？
- 这是布伦达傲慢的表现？

导师决定利用这次机会，和布伦达探讨一番。如果做了假定，她可能就会做出错误的教导。因此，她先让布伦达注意到自己的行为，并问她为什么总是走快几步。

布伦达对这个问题很惊讶。她从没有想过和别人一起散步时应该并肩走，也不知道为什么人们认为她的做法不同寻常。她对辅导员说："感谢你告诉我，这么多年以来，我一直都是走在别人前面，却从未有人指出这一点！"她们接着谈论了人们会怎样看待她的这一行为，以及她这样做时脑子里在想什么。她告诉教练："事实上，我真的只是在走路而已。"

当你在指导他人时，做出主观假定是危险的。如果你从阿斯伯格人士的举止中发现了某些不寻常或怪异之处，就要告诉他，并向他讲解其他人会怎么看。相对于假定，提问能够让你的教导更加切中要害。

提前做好计划

你是否有过这样的经历：在学过如何做某件事之后，却有人来告诉你要用另一种完全不同的方式去做。重新学习一件东西似乎总是比第一次学习时更难，不是吗？实际上，这意味着你必须先"遗忘"，然后再重新学习。

再学习对于所有人来说都是挑战，对于阿斯伯格人士尤其如此，因为他们的思维和日常生活模式更加刻板。他们一旦养成了某种行为模式，就喜欢坚持下去。在帮助阿斯伯格人士学习时，提前计划是至关重要的，因为如果他们没有在合适的时机学到正确的东西，可能需要经历一遍困难地遗忘和重新学习的过程。这对每个人来说都是不必要的痛苦。阿斯伯格人士往往在有组织的环境中表现良好。只要有可能，他们喜欢事先知道会发生什么，在什么时候，在什么地方，以及为什么他们该怎么做。一旦他们脑子里有了什么东西，想要改变它就很难了。一定要提前计划！

在第一次就正确地教导可以为你节省大量的时间，也可以让你想帮助的阿斯伯格人士免受挫折。

如果你想第一次就做好，那么我建议你在开始之前做一些功课。如果你要在工作环境中教阿斯伯格人士一项新任务，花点时间计划一下。了解他的雇主希望如何完成任务。问问他的同事，他们是否有什么有用的技巧可以有效地完成任务。如果你也没做过这个任务，可以自己先尝试一下，感受一下。做了所有这些之后，再一步一步地计划你的课程。可以找一个更有经验的监督者，在他的指导下进行课程模拟，看看你所安排的是否正确，并做出必要的调整，然后再正式进行。这看起来像是做了很多准备，但实际上并不需要那么长时间。这样做可以为你节省大量的时间，因为如果你在实际操作中才发现自己犯了错误，不得不调整做法，可能需要投入更多的时间。

提前计划并不意味着你必须要放弃自发性。在教学时，自由发挥是很有必要的。事实上，创造性和自发性是好老师和卓越的老师之间的区别。卓越的老师使自发性更自然地表现。一切看起来是自发的，但实际上是老师快速地做好了提前计划。在行动之前，他会以闪电般的速度思考方法及其对教学对象的影响。正是这种快速处理让课程看起来好像是自发的，并让参与者顺其自然的接受。

有时你在工作中教授的东西并不重要。你不需要对所教的每一件事都做细致的计划，要运用你的判断力。如果一项任务是工作的关键，执行不当可能会有损工作效果，那么提前做足功课并计划好策略是至关重要的。记住，一步到位是最好的。

直截了当

你是否有过这样的经历：在和某人谈话的过程中，你忽然发现"我根本不知道这个人在说什么"。想象一下，如果你有像阿斯伯格综合征这样的交流障碍，就会经历与此类似的情况。

许多人不善于交流。原因可能是以下这些：

· 他们不会选择合适的用词。

· 他们不寻求反馈来确定别人是怎么理解的。

· 他们没有使用直白明确的语言。

· 他们表达得不清晰。

· 他们不想冒犯任何人，所以他们"粉饰"了自己的意思。

> 糖要放在甜甜圈上，而不是言辞上。

　　如果你知道有多少主管不知道怎么在沟通中做到直接明确，你会惊讶的。如果你想把信息传达给阿斯伯格人士，最重要的是说话要直接而具体。直接意味着你怎么想就怎么说。有人曾向我表达了担心，直截了当的说话可能听起来很粗鲁。事实并非如此。如果你担心直接的陈述听起来粗鲁，那么可以把"请"字放在前面或后面，这样给人的感觉就不一样了。例如，不要说"把纸放进复印机里"，而是说"请把纸放进复印机里。"给人的感觉马上就不一样了，不是吗？可见，直截了当并不意味着不礼貌。

　　如果你希望你的阿斯伯格朋友能清楚地理解你说的话，那你得思考怎样与他们交流。一定要记住，他们对信息的处理方式与常人不同，对事物的理解更加字面化。要避免有隐含意义的用词、俗语和习语，这对于阿斯伯格人士来说很难理解。

　　让我们来看看什么是有隐含意义的陈述（图 7.1）。在我们的日常生活中，人们常常表面上说一件事，但其实真正想表达的是另一件事。普通人往往能理解隐含的意义。例如：

有隐含意义的陈述	指示性陈述
你要去处理数据库任务吗？	我希望你去处理数据库任务。
布莱恩，你是今天最后一个离开办公室的人。	请把报警器打开，因为是你最后一个离开办公室。
我想吃午饭了。	我有点饿了，我们一起去吃午饭吧。
我们的进度落后于计划。	你得加班赶在最后期限内完成工作。

图 7.1　有隐含意义的陈述 / 指示性陈述

　　而阿斯伯格人士并不是总能理解隐含意义，如果没有准确地理解言外之意，他们通常不会做出适当的回应。当这种情况发生时，他们的同事和主管会感到困惑，也给阿斯伯格人士自己带来麻烦。阿斯伯格人士天真地忽略了这一点，根本没有意识到有什么不对劲。但在工作环境中这可能会产生严重的影响，因为工作任务是有最后期限的，而对雇主来说，时间很宝贵。从图

7.1 可以看出有隐含意义的陈述表达有多么模糊。但改成指示性陈述，意思就变得非常清楚了。清晰易懂的言辞才能被阿斯伯格人士所理解。

俗语是指民间流行的、通俗而有独特语意的定型语句，表面上说的是一件事，其内涵却常常意味着另一件事。阿斯伯格人士经常从字面上理解事物。想象一下，如果按字面意思来理解下面的表达，会得到什么信息呢？

· There are plenty more fish in the sea. 大海里的鱼还多着呢。（实际表达的意思是：天涯何处无芳草，何必单恋一枝花。）

· All's fair in love and war. 在爱情和战争中，一切都是公平的。（实际表达的意思是：恋爱和战争都是不择手段的。）

· Behind the clouds, the sun is shining. 乌云背后，阳光依然灿烂。（实际表达的意思是：如果你坚持度过困难时期，美好的时光很快就会到来。）

· Every cloud has a silver lining. 每一片乌云背后都有一线光芒。（实际表达的意思是：天无绝人之路。）

· Shake a leg. 抖一下腿（实际表达的意思是：赶快行动。）

你在日常生活会常使用俗语吗？看看下面这些俗语，你能不能补全它们：

秃得像 _____

忙得像 _____

瞎得像 _____

干净的像 _____

醉的像 _____

像 _____ 一样有美国特色

亲得像 _____ 一样

平得像 _____

习语与俗语非常相似。它是一种惯用的独特表达方式，要从整体上进行理解，而不能从组成其的单个词汇来理解，例如：

To pull an all-nighter（通宵）

释义：为了完成重要的工作而不睡觉。

用法：通常用在关于学习或工作的话题中。

例句：I pulled an all-nighter to get the report finished on time.（为了按时完

成报告，我熬了一个通宵。）

　　总结：谈话中使用直白的表达方式可以提高你与阿斯伯格人士的交流效果。

利用细节

　　在帮助阿斯伯格人士学习时，人们常常会犯的一个错误是他们提供的信息不够。阿斯伯格人士需要大量的信息才能进行概括。把事情的细节说清楚有助于阿斯伯格人士理解对他的要求，这最终会提高他成功的概率。你提供的细节越多，他就会理解得越好，大家对结果也会越满意。

　　几年前，我一个客户的母亲来找我，因为她儿子总是把钱捐给街头乞讨的人。如果有乞丐向他讨要零钱，他要么直接给他们，要么说他只有一张20美元的钞票。当然，乞丐会说20美元的钞票也可以，于是他就会把钞票送出去。他妈妈告诉他不要把钱送人，但没有奏效，因为有时候乞丐转而会要一枚25美分的硬币、一顿午餐、一杯果汁或咖啡。他不知道"不要把你的钱送人"这句话的意思指的是无论乞丐要什么都不要给。

　　这位客户陷入了危险的境地。他成了众人的目标，因为附近的人都知道他很容易受人摆布，有时甚至有人直接威胁他交出钱财。为了解决这个问题，我邀请他的所有同事，帮助他列出一个清单，列出乞丐们乞讨时可能使用的每一句话。然后，我让所有人在一周内每次看到他时都假装向他乞讨。

　　与此同时，我和他进行了交流，告诉他我们在做什么以及为什么。我写了一句话，告诉他在有人向他乞讨时说。这句话是"不，抱歉"。之所以用这句话，是因为它切入要点，足以用来应付各种乞讨，不会引发对话，也不会激发愤怒。我让他以这句话作为回答，然后直接走人。

　　一周后，他已经见识了一百多种不同的乞讨方式。如果他没有做出正确的回应，同事们会纠正他。

　　听了各种各样的表达，他明白了自己不能给乞丐任何东西，不管他们要什么。提供足够的细节是帮助他吸取教训的关键。现在，他不会再把钱随便送人，走在街上也安全多了。

支柱二：清晰的期待

如果狄更斯在《远大前程》一书中写了一位有阿斯伯格综合征的角色，那书名就得改成《清晰前程》了。

在帮助阿斯伯格人士学习的过程中，清晰的期待十分重要。

怀有期待是人之常情。在不同的情况下，你会期待特定的行为和结果。在工作环境中，公司将期待称为规则、指令或规范，并将其收入行为守则中。例如，金融机构可能会有明确的着装要求。抱有期待并没有错，除非你未能与相关人员进行沟通。将"期待"这一元素应用于"四大支柱教学法"时，要遵循三个主要的规则：

· 权衡期待；

· 说明期待；

· 展示如何满足期待。

权衡期待

如果有人曾经对你有过不切实际的期待，你就会知道这有多么不公平。帮助别人实现目标的前提是你对他有合理的期待。实事求是不仅重要，而且公平，而一个好老师必须是公平的。为了设定合理的期待，你需要先思考它们是否可以实现。

当你在考虑期待时，要关注以下这些问题：

· 我的期待合理吗？

· 能在我设想的框架内按时完成吗？

· 我的阿斯伯格朋友是否能够满足我的期待？

调整你的期待，直到你对这三个问题的回答都是肯定的。你不必设定毫无挑战的期待，把标准定得高一点没关系，只要确保目标是可控的，期望是可以实现的就可以了。毕竟，我们的最终目标是帮助人们成功。

说明期待

一旦你确定了期待是什么，那么你需要清楚地将其表达出来。这听起来似乎很简单，但令人惊讶的是，人们经常忘记这样做。我经常看到的是，人们给出了指导却忘记了说明期待。这就像想吃三明治却没有面包一样。你有填充物，却没有可以填充的地方，或者说也不知道具体要从哪儿开始，到哪儿结束。无论对什么人，指导的过程都需要有开端和结尾，当你面对的是阿斯伯格人士时，这样做尤为有益。例如，假设你希望阿斯伯格人士从事数据处理工作。为了确保按时完成任务，你需要告诉他你的期待是什么。换句话说，你应该明确而具体地说："我希望在明天下午 1 点前拿到这个任务的第一稿。必须是电子版的，这样我才能检查并交还给你们修改。"

以下是一些需要将期待明确化的例子：

·截止日期：时间需求，日程表，等等。

·最终效果：呈现效果，形式，等等。

·行为：穿着，卫生，适当的交流，礼仪，等等。

一旦你表明了具体的期待，接着就是要确保你的阿斯伯格朋友知道怎样去达成它。

展示如何满足期待

如果别人不知道如何满足你的期待，即使向他说明了期待也没有什么意义。在明确了期待之后，要确保你的阿斯伯格朋友有足够的方法和技能能够达到它。如果他还没有这些技能的话，通过应用第一支柱教学法中的技能，你可以设计一个策略，帮助你的朋友学习必要的技能。

要善于陈述显而易见的事情。

在帮助阿斯伯格人士满足期待时，一定要学会表达显而易见的东西。如果你假定某些事物所有人都知道，在教学过程中就很容易将其忽略。在教导阿斯伯格人士时，最好能够涵盖所教内容的每一个重要方面，而不要假定他们知道或者不知道。如果你不确定，就询问他们。如果他们已经知道，就会告诉你。如果他们不知道，却告诉你知道了，那么很快就会露出马脚的。询问诸如"你知道怎样完成吗？"这样的问题，或者是让他们向你展示他们已经掌握的内容，这样你就知道需要在哪个方面进行教学。由此你可以接着传授他达到期待所需要的技能。

在你向他们传授技能时，有时他们可能会出于自尊而给出这样的回答："我当然知道。"你通常可以判断这是真的还是假的，但无论如何，我建议你尊重对方的回答。如果他们没有掌握某一项技能，你很快就会发现的。此时最重要的是建立信任，而不是陷入意志的较量。如果发现他们还没有掌握，之后再教就是了。在帮助别人学习的过程中建立的信任通常和课程本身一样重要。

总之，在教导阿斯伯格人士时，要始终确保你的期待是可以实现的，并已经清楚地说明出来了。要确定他们是否知道如何满足期待，并传授他们可能还没有掌握的技能，同时也要了解他们已经掌握了什么。

支柱三：明晰的后果

> 后果都是自然而然发生的，但惩罚不是。

因果法则就是每一个行为都会带来一定的后果，这就像大自然本身一样的自然。有些人称这个法则为"一报还一报"或者"黄金法则"。行为主义者称其为"行为／后果"，它是四大支柱教学法的一个重要组成部分。遗憾的是，人们经常误解"后果"这个词语的含义。他们也许认为它是惩罚的同义词，而事实并非如此。"惩罚"是指针对一项罪行或行为的惩罚，而"后果"指的是一个行为产生的结果或影响。这是一个重要的区分。你应该清楚，当你说明后果时，并不是在惩罚某人。作为有效教学的一部分，你的说明需要把所有相关的信息包含进来。如果某一行为有可能会造成一定后果，你需要确保你的阿斯伯格朋友了解这一点。后果可以帮助人们有效地学习，可以给一堂课带来价值。

当阿斯伯格人士参与到一个事情的发展过程中时，他们的学习效果最好，帮助他们理解后果也是学习的一部分。

在把后果相关的策略应用于四大支柱教学法中时，有三个基本规则需要遵循：

· 清晰地说明后果；

· 确保后果是自然而然发生的、真实的；

· 严格执行。

说明适当的后果

和期待一样，一切可能的后果都需要清晰地说明出来。例如："如果在一个月之后，你不能把产量提高到每天 16000 份，我们将无法继续雇用你。"
这可能显得有点苛刻，但实际上是好心的。通过明确后果，你为这个人提供
了一个满足工作要求并取得成功的机会。如果告诉他们说他们做得很好，或
者是他们需要改善，而不说这样做的后果，这才是残忍的。

　　24 岁的大卫是一个阿斯伯格人士，他在一家制造企业工作，具体工作
内容是去操作一台打包优惠券的机器。为了完成每天的任务指标，大卫必须
让机器一直运转。这家公司给了他四个月时间去逐步达到这个水平。就业辅
导员向大卫解释了公司对他的期待是什么，以及如果无法达到雇主设定的指
标将会失去工作的结果。雇主和就业辅导员与大卫一起想出了达到期待的最
佳策略。大卫动力十足，因为他想保住自己的工作，但要达到要求，他依然
很吃力。每个星期他都试图超越自己前一周的最佳成绩。雇主和就业辅导员
会教一些技巧和捷径帮助他改进，但是在四个月之后他仍然不能完成指标，
公司不得不遗憾地将他辞掉。这看起来像是一个坏的结局，但是大卫通过这
次经历知道，他自己已经尽了最大的努力，尝试了任何可能达到这份工作要
求的办法。他也意识到，只要把注意力更多地放在质量上，而不是数量上，
他就能从事这类工作。虽然失去了这份工作，但是他感觉很自豪，而不是感
觉自己很失败。有了这次的工作经历，他相信下次能够找到更适合自己的工
作。如果大卫事先没有被告知完不成指标的后果，被解雇时他一定会感到惊
讶，而且他也会觉得非常不公平。由于提前获知了可能的情况，大卫就努力
地去做到最好。最终，他收获了一些有用的经验和技能，这对他的下一份工
作会很有帮助。

　　确保后果是自然而然发生的、真实的

　　在后果上保持一致和公平可以帮助阿斯伯格人士学会对自己的行为负
责。当你在帮助阿斯伯格人士时，要确保你所指出的任何后果都是在真实情
况下会发生的自然结果。例如，如果你在讲授职场守时的重要性时，一位员
工迟到了，如果你让他回家，下次来的时候要准时，那就太不自然了。在现
实世界中，雇主会陈述期望，给出警告，并告诉员工，如果他再次迟到，将
被记录在案并存档。如果这个员工继续迟到，他将被留职查看，在三次警告
之后，他的合同将被终止。

　　在你帮助某人学习时，解除合同通常是不现实的，或者是不可取的，所

以你可以作出适当的调整。但是，这样经过调整的后果也要接近自然后果。和前面的例子一样，你可以将员工的不良行为记录在案并存档，并且进一步解释在实际工作中这可能导致他被开除。

坚持到底

在建立信任时，可信度就是一切。当某人信任你时，他会更愿意听你的话，向你学习。一定要严格执行你在课程中陈述的后果，这一点至关重要。花点时间解释清楚后果和惩罚之间的区别。你的目标不是去惩罚，而是去帮助他们理解自然的因果关系。奖励积极的行为并严格执行，也同样重要。

支柱四：一以贯之

一致性是把四大支柱黏合在一起的黏合剂，它可以使你的课程经得起时间的考验。

如果没有一致性，之前的所有努力就会付诸东流。一致性是支持其他三个支柱的力量。实现一致性的几个步骤如下：

- ·制定教学计划
- ·遵循你的计划
- ·确保其他人遵循你的计划

制订教育计划

通过这一章的学习，你已经学会了如何有效地沟通，如何阐明期待，以及如何说明后果。无论你是写下来还是记在脑子里，这些内容是你写好教案的终极工具。如果你想教一些重要的东西给阿斯伯格人士，教学策略是很重要的。四大支柱教学法可以作为教学策略的基础。现在你可以写出一个可靠的教育计划。表 7.2 是一个可以用在课程中的教学计划模板。

表7.2　教学计划样例

步骤	描述	示例
挑战或新技能	确定你要克服的挑战或者要传授的技能	清除文件
说明	简单说明一下挑战或技能	雇主要求整理公司文件并送去长期存储。任何超过两年的物品都需要记录在案，并放在文件盒里，等公司取走。
主要目标	确认项目或课程目标	1.教约翰掌握一个高效的清除文件的程序。 2.帮助约翰达到可以与他人竞争的精确程度。
步骤	写一份计划如何实现目标的概述	1.在与雇主交流之后，我们简单列举整理文件的步骤。 2.约翰发现列清单很有帮助，所以我们会列一个清单，帮助他掌握工作内容并保证准确性。 3.我们一起把每一个步骤都过一遍。 4.然后，我们告诉约翰，希望他怎么样做这个工作，并且花几个小时的时间和他沟通，确保他真正掌握了。 5.定期抽查，确保约翰保持工作的完成度。在我们确信他能准确地完成工作之后，我们就开始练习提高速度。
有效沟通	列出任何与有效沟通有关的一切细节，包括每一个步骤。	1.从档案室拿一箱文件，按文件序号A到Z排序，放到办公桌上。 2.从A开始，取出第一个文件夹。 3.打开文件夹，把每一份日期为2000年或者更早的文件取出来。 4.在列表上记录文件的名称和编号。 对每个文件盒中的文件夹进行类似的操作，注意不要把顺序搞乱。
期待	明确期待	这个项目要在9月1日前完成。
后果	明确后果	如果约翰工作效率太低，他将被从这个项目中开除。
长久计划	确定要参与这个计划的人，确保他们人手一份材料。	约翰有两个就业辅导员，分别是桑德拉和埃米尔。

执行计划

你所敲定的教学计划，不但要符合你本人的风格，最重要的是要符合你要帮助的阿斯伯格人士的风格，你需要始终如一地贯彻。四大支柱教学法可以帮助你建立和服务对象之间相互信任的积极关系。保持一致会让你的行为变得可预测，而对于阿斯伯格人士来说，这种可预测性让他非常安心和舒心。一旦有了计划，就要始终如一地去执行。

确保其他人执行这个计划

你不能期望其他参与这个过程的人和你教学风格一致，但是你要确保他们在课程、方法和信息方面与你保持一致。在有团队工作的情况下，这一点非常重要。如果有不止一个就业辅导员或就业导师参与教学过程，要确保教学计划被清楚地记录下来，并且每个人都使用相同的策略。这可以确保每一个就业辅导员都很清楚教学的方法和具体步骤，确保期待和结果是一致的。如果不同的人教你用不同的方式去做同一件事，这会让你非常困惑和苦恼。

应用四大支柱教学法

帮助阿斯伯格人士在工作中发挥潜力的过程中，四大支柱教学法是你可以采取的重要策略。如果可以调整你的思考和交流方式去适应那些阿斯伯格人士，你就更能帮助他们实现目标了。当你遇到困难时，可以把自己想象为一个在异国他乡的外来人。怎么做能帮助你适应这个情况呢？这通常可以帮你从不同的角度看问题，促使你做一番在其他情况下可能不会做的思考。

关于教学风格的注意事项

回想童年，你还记得哪些老师？你能记住的那些老师往往魅力十足，让你感到自己很有价值，他们的课程精彩纷呈，趣味横生。不要害怕在教学风格中展现你的个性。我们每个人都有自己的风格，当我们在教学中展示自己时，这可以使我们的课程更真实，通常也更有趣。此外，这还有助于促进我们与阿斯伯格人士之间的关系，这种关系对于教育的成功至关重要。如果你的性格有点古怪，可以表现得古怪一点。我发现展示我性格中古怪的一面反而会让客户更喜欢我。他们似乎真的很喜欢我有时"非主流"的幽默，但我也能将其与我的严肃和敏感的一面平衡起来。好老师要扮演很多个角色。你会发现帮助阿斯伯格人士需要承担很多角色。即使在开始运用这一教学方法之前你还没有这么多角色，你以后就会有。

与阿斯伯格人士的交流不同于与常人的交流。在此过程中出现一些错误或者一些误解是非常正常的。在帮助阿斯伯格人士理解所教的内容以及你对他们的期待时，"四大支柱"教学法体系可以发挥很大的作用。你甚至会发现自己已经成为一个更好的沟通者。

总结

总之，一定要多问。在帮助阿斯伯格人士学习的过程中，不要做任何假定。这份对聪明和敏感的尊重，会让你的课程进展保持在正轨上。

提前计划你的课程，做好必要的准备工作，确保你的步骤正确。第一次教总是比重复教来得容易。使用指导性的语言，避免使用有暗示意思的语句，多提供细节。

在帮助阿斯伯格人士学习时，要清楚地说明期待和后果，这一点很重要。确保期待是现实可行的、可达到的，确保后果是自然而然发生的。最后，依据四大支柱教学法写出一份切实可行的教学计划。与所有参与这一过程的支持人员分享计划，以确保一致性。一致性是把四大支柱黏合到一起的黏合剂。

第八章　就业工具箱

——实现成功就业教学的十大工具

在我小时候，爸爸给了我一个他自己用木头做的工具箱。里面有一把锤子、一把锯子、一把手钻、一些钉子和螺丝、一把多功能螺丝刀、一把水平尺、一把卷尺和一支铅笔。他告诉我，现在我拥有了可以几乎制作任何东西的基本工具。有了它们，我唯一需要的就是我的想象力。那个工具箱是我收到过的最好的礼物之一。

阿斯伯格综合征意味着看待世界的方式是独特的。因此，处理信息和应对日常情况的过程也是与众不同的。因此，你必须掌握阿斯伯格人士能够理解和运用的工具。在第七章中，我们学习了四大支柱教学法。为了制定成功的策略，还需要正确的工具。本章涵盖了制定策略时所需要的基本工具。在应用这些工具时，仍然需要创造性和灵活性，但你会发现，本章介绍的工具可以支持有效的策略。

这里有十个有效的方法可以用来帮助阿斯伯格人士在工作中取得成功，我称之为就业工具箱。它们分别是：

1. 撰写脚本；2. 角色扮演；3. 视频播放；4. 设定规则；5. 公式；6. 锚定；7. 量表；8. 第三方的赞扬；9. 镜映；10. 口头反馈。

如果你掌握了这十个方法并将其与四大支柱教学法相结合，你就能够设计出几乎可以应对任何情况的策略。

记住，阿斯伯格综合征对不同的人有不同的影响，因为每个个体都是独特的。对约翰有效的方法，对罗伯特或苏珊未必有效，有时需要做一些调整或微调，这样才能使这些方法适合每一个人。如果效果不那么立竿见影，可以做一些改变，看看你使用的方法是否正确，或者你是否应该尝试一些不同的方法。随着经验的积累，你将会知道什么样的方法最适合哪些人和哪些情况。在这个过程中会有一些试错，所以要把错误看作是学习、获得经验和提高能力的机会。

撰写脚本

描述

脚本是针对特定情况预先准备好的对话。在许多情况下，阿斯伯格人士很难本能地知道怎样做是合适的。因为不知道该做什么或该说什么，这会使他们非常焦虑。一焦虑就会更加紧张，更容易出现引起负面影响的行为。预先设定好脚本可以消除对情况的猜测，降低对要说什么的焦虑，并为适当的互动奠定基础。这可以让他们更加放松，而平静的人更容易成功，因为他可以更清楚地思考。

说明

在纸上写下对特定情况的适当和比较普遍使用的回应方法，然后你可以要求求职的阿斯伯格人士记在心里。脚本要尽可能简单，让求职者本人参与脚本撰写的过程，这样无论是对于求职者，还是对于其他人，对话都会更加自然。

示例

问题：杰罗姆早上上班时很少与人互动，即使有互动，也会表现得很笨拙。只有当有人先跟他打招呼时，他才会喃喃地说一声"你好"，但通常不会再说什么。脚本可以帮助他确切地知道当他到达工作岗位时说什么是合适的。例如："早上好，杰克，你好吗？"

小贴士

· 脚本通常与动作结合在一起。像上面提到的杰罗姆遇到的情况，你可能希望将脚本与角色扮演结合起来，以使其发挥作用。

· 使用脚本在打断、问候、"闲聊"和问问题等情境中非常有用。在教授电话互动时也很有效。

· 在面试准备中，脚本通常是至关重要的，可以帮助求职者保持冷静和专注。当求职者心里准备了一些固定的短语，就可以更专注于被问到的问题。

角色扮演

描述

角色扮演是为了更好适应真实事件而表演出的场景或情境，是在安全的环境中通过犯错而获得技能的机会。这是一个非常有效的方法，因为它利用了许多阿斯伯格人士与生俱来的表演能力，过程也可以很有趣。

说明

角色扮演的过程要具体又详细。你可以让其他人参与角色扮演，也可以只有你和你的阿斯伯格朋友进行。这是一个互动练习，所以要让你的朋友参与进来，首先讨论情境。可以一起回答下面这些问题：

· 参与者有哪些人？

· 你想要什么结果？

· 怎样获得这个结果？

在角色扮演的过程中要活动起来。可以把家具和枕头作为道具。例如，有时可能会用枕头来代表一个人，用家具来代表复印机。

示例

问题：弗兰克在电梯里总是盯着人看，已经有几位女士抱怨过了，这引起了别人对他负面的关注。

在角色扮演中，弗兰克要按指示用眼角的余光快速地、几乎不引人注意地扫视人们一眼。演示这一过程对弗兰克很有帮助，这样他就可以看到应该怎样做。扫视的时间不能超过一秒，通过观看别人的演示，他就有了正确的参照。

角色扮演一开始，弗兰克假装站在电梯里，抬头看着电梯门上方的数字。当就业辅导员进入电梯，他就可以练习扫视了。如果他盯着一个人看的时间太长，就业辅导员就会指出来，然后重新开始角色扮演。

小贴士

· 角色扮演尽量具体化，一次只处理一个问题。

· 不要期望消除某个行为，而是尝试改变或替代它，使其更容易被社会接受，或者表现得不那么明显。

·由你当导演来安排角色扮演时，使用"停""暂停"和"开始"等表达。这样角色扮演就不那么死板，更有趣，更有利于学习。

视频播放

描述

阿斯伯格人士很难从别人的角度来反思自己。他们通常不会意识到，在其他人看来，自己的一些行为可能与众不同，或者是不合适的。当他们有机会从他人的视角来观察自己的行为时，通常会更有动力去改变它，尤其是当他们自己目睹一些事情看起来是多么不寻常的时候。

视频播放是以他人的视角呈现行为的一种手段。俗话说，眼见为实。如果把行为录下来，阿斯伯格人士就能通过第三视角看到自己的表现。使用视频播放的目的是为求职者提供一个局外人的视角，这将激励他改变不合适的或令人不适的行为。

说明

把一个不合适的行为拍摄下来，然后和阿斯伯格人士一起看几遍。让他描述一下视频里发生的事情。你会发现有些人以他人的视角来看待自己，使用诸如"他"或"她"这样的词语。如果出现这种情况，请他们用第一人称重复一下前面的评论。第一人称陈述很重要，因为这样可以帮助阿斯伯格人士对自己的这种行为产生意识。

讨论其他人会如何看待这种行为，然后讨论怎样做能够更恰当地表达自己，想一想其他的行为或选择。讨论不同的表达方法是很重要的，这样你就不是简单地指出阿斯伯格人士做错了，而没有解决方案。这种操作对于后续工具发挥作用至关重要。

示例

问题：艾伦生气时就噘嘴。作为一个成年人，这个行为是不成熟的，会引起相当多的注意。艾伦没有察觉自己噘嘴的行为，也不知道别人会有什么反应。

当艾伦在视频中看到她的行为时，非常惊讶。她认为这就像一个三岁小孩的行为。她讨论了其他人会对一个在工作中行为表现得像三岁小孩的成年人有何反应。就业辅导员举了一个例子，一个银行出纳员因为午餐时间从1点改到2点而噘嘴并大吵大闹。然后问艾伦，在这种情况下，这位出纳员还能在这家银行干多久，艾伦的回答是"一天"。

艾伦与就业辅导员约定，努力让自己在不能随心所欲时表现得更成熟。她同意在感到不安、沮丧或生气时就说出来，而不是用噘嘴来表达。然后他们制定策略研究她如何识别并改变这种行为。

小贴士

·在开始之前，告诉你的阿斯伯格朋友，你会拍摄他的行为，虽然这可能会让他有点不自在，但他很快就会习惯你的跟拍，最终你会把目标行为拍摄下来。

·拿着相机跟在人后面可能会引来旁观者。拍摄的时候要谨慎，要注意朋友的感受。如果朋友表示反对，你要尊重他的感受并停止拍摄。不要让阿斯伯格人士感到尴尬或强迫他们做不想做的事情。

设定规则

描述

阿斯伯格人士的世界是一个充满极端的世界。对他们来说，事情非黑即白，没有什么中间地带。他们希望一切都是具体的、可以预测的，这样他们才会感到舒服。这就是为什么阿斯伯格人士通常可以很好地接受并遵守规则。这项策略利用了阿斯伯格人士刻板的非黑即白的原则，帮助他们学习恰当的行为举止。

说明

这是一项很棒的策略，可以化劣势为优势，利用阿斯伯格综合征的自然特征来扬长避短。阿斯伯格人士很容易接受结构性的事物，还有什么比规则更有结构性呢？如果你想让他们学习和记住一些东西，那么就制定一个适用于特定情况的规则。

示例

问题：当斯图尔特需要帮助时，他会对办公室里的同事大喊大叫。这会让同事们吓一跳，还会分散他们的注意力。

相应的规则可以是：当你需要帮助时，你要走到合适的人面前，然后再向他寻求帮助。

小贴士

·在设定规则时一定要具体，先从十分基础的、非黑即白的规则开始，然后再进行拓展，去囊括那些必需的变化以及例外情况。

·要包含一个例外规则，准许阿斯伯格人士在事情不符合日常的规则时灵活应变。例如，在之前那个示例中，例外规则可能是：只有当办公室里发生可能危及员工人身安全的紧急事件时，才可以大喊大叫来吸引他人注意。

公式

描述

公式是为了取得正确的结果而对如何做某事的清晰的、循序渐进的描述。公式可以用来教一项任务或帮助作出决定或判断。

公式非常有逻辑性和精确性，这使它们成为阿斯伯格人士的好工具，因为他们会发现按照这些公式去做很容易。公式可以切实地帮助你的阿斯伯格朋友变得更加灵活，因为一旦学会了公式，就可以将其应用于其他情境。这个工具可以帮助他处理更多的情境，也让他变得更具有适应力，不再那么刻板。

说明

建立一个循序渐进的系统，当应用到一种情境时，每次都能产生相同的结果。有许多因素可能会导致公式的复杂性，如步骤的数量和细节，涉及的人和变量的复杂程度。你需要将求职的阿斯伯格人士遭遇的任何挑战都考虑进来，包括求职者的学习和理解能力与技能水平，以及任务的难度等。

示例

问题：玛丽安的工作需要她偶尔接听电话。当打电话的人提出不寻常的要求时，她很难做出应对。公式是帮助她解决这个问题的绝佳工具。

当你使用公式来帮助别人完成一项工作或解决特定的问题时，要使用书面指导。如表 8.1 所示，

表8.1 公式示例

示例公式：如果＋"问题"，那么你就"解决方案"：

如果	来电者找的对象现在不在办公室	那么	你就让对方留个口信
如果	来电者想了解某产品	那么	你就记录对方的联系方式并告诉稍后相关信息将会发送给他们
如果	来电者想要投诉	那么	你就记录他们的姓名和联系电话并告诉他们一小时内会有人回电
如果	来电者问了一个你不知道答案或者不清楚应该怎么解决的问题	那么	你就询问来电者的姓名和联系电话并告诉他们，你会让相关负责人员给他们回电

小贴士

·一定要有一个能在不属于某一范畴的或不同寻常的事发生时帮助阿斯伯格人士的公式。例如："如果你不能为来电者提供帮助，那你就记录他们的姓名与联系电话，并且请你的主管稍后回电。"

锚定（Anchoring）

描述

锚定是指利用潜意识的力量获得一个预定反应。锚定的原理是使一种行为举止和某些语言、触碰或动作产生关联。这个工具起源于神经语言程式学（Neuro-Linguistic Programming，简称 NLP）。巴甫洛夫使用了类似的方法，他将之称为"条件反射"。他利用条件反射建立了狗听到铃声和分泌唾液之间的联系。每次给狗喂食时，铃就会响。结果，当狗听到铃声时，以为食物来了，就会分泌唾液。巴甫洛夫发现，一旦条件反射建立起来，要想让狗分泌唾液，他只要摇铃就可以了，即使不给食物，狗也会分泌唾液。

在神经语言程式学中，这种联想性的条件反射已经拓展到包括体验在内的其他方面，而不仅是单纯的环境暗示和行为反应。例如，一首歌可能会引发一种特定的情感或感受。触摸手臂可能会产生温暖和舒适的感觉。一个手势可能会触发一段记忆或一个动作。

在帮助阿斯伯格人士学习时，锚定可以作为一个很有用的工具，因为它尊重并增强阿斯伯格人士的自我责任感，一种工具能否发挥作用最终还是取决于个人。阿斯伯格人士可以有意识地选择建立一个锚点来触发或重新触发一个反应、行动或行为，以便更恰当地处理或应对一种情况。

锚定的类型主要分为三种：语言锚定、触碰锚定和静默锚定。它们都同样有效，可以根据个人、情况、环境和要求的提示级别提供替代方案。

语言和触碰锚定

有些人对语言提示反应较好，而有些人对触摸反应较好。当阿斯伯格人士需要明显的提示来促使他采取适当的行动时，就需要使用语言和触碰锚定。阿斯伯格综合征经常使人看不到细微的线索。触碰或语言锚定比视觉锚定更明显，通常是一个很好的入门工具。

有许多因素会影响最终选择使用语言锚定还是触碰锚定。这些因素包括环境的噪音以及你和阿斯伯格人士之间的距离。如果是一个嘈杂的环境，语言锚定可能不合适。如果你们距离太远，触碰锚定也将很难实现。你的选择也受个人偏好影响。有些阿斯伯格人士不喜欢被触碰，而另一些人可能会觉得语言锚定令人尴尬。所以一定要尊重求职者的个人偏好。我建议你向你帮助的阿斯伯格人士解释这个工具，让他选择最舒服的方式，同时也要考虑到环境和距离等外部因素。

说明

语言锚定

为了建立语言锚点，让你的朋友自己选择一个能提醒他改变目标行为的短语或者单词。例如，如果目标行为是缺乏注意力，你也可以选择"注意"这个词。尽量选择与主题有关的词语。相对于词语本身，更重要的是它与目标行为之间的关系。

语言锚定示例：

问题：艾伦喜欢发呆，这影响了他的工作效率。

首先，艾伦和他的就业辅导员讨论为什么这种行为不恰当或者为什么它是一个障碍，以及如果不做出改变，可能会给艾伦的工作带来什么影响。

在工作时间发呆会影响你的工作效率，让你无法按时完成任务。如果你的工作效率太低，你的雇主是付不起工资的。如果不能达到雇主的要求，你最终会失去工作。

接着，艾伦和就业辅导员协商，每当这种行为发生时，就用一个词语或短语来提醒他，例如"你走神了吗？"你们也可以用一个同事或经理这种情况下可能经常使用的词语或短语，通常它就是最有效的。

最后，艾伦和这位就业辅导员决定在艾伦听见这个词语或短语时应该做何反应。

如果你听见我说"你走神了吗？"这就是暗示你不要再发呆了，该重新投入工作了。

触碰锚定

触碰锚定将某种行为与某种触碰关联起来。这种锚定比语言锚定更微妙，可以有效地使用而不会引起任何人的注意。

在展示触碰锚定的流程之前，务必要征得阿斯伯格人士的同意。这是一种礼貌，体现了你对他人的尊重。你们对可接受的触碰类型达成了一致之后，就不需要每次接触时都征求许可了。

触碰锚定示例：

问题：詹妮弗经常打断别人的谈话。

首先，詹妮弗与她的就业辅导员探讨为什么这个举动不恰当。

在人们谈话时打断别人会被认为是无礼的，被你打断的人会很不开心。

接着，他们商讨出一个在这种举动出现时可以使用的触碰锚定。当詹妮弗打断别人的谈话时，就业辅导员用手碰一下她的肩膀。

最后，他们商定了当詹妮弗感觉到触碰时应该采取的行动。

如果你感觉到我用手碰你的肩膀，就是在提醒你说"对不起，打扰你们了。你们谈完我再回来"。

在这个例子中，詹妮弗就依靠触碰锚定的帮助，在打断别人的行为出现时予以纠正。最后，新的行为会变成一种习惯，她将不再需要这个锚定。

静默锚定

静默锚定是这些锚定中最巧妙的，它依靠视觉提示来发挥作用。需要教导阿斯伯格人士看到锚点，但是一旦他习惯了，就是一个很好的工具。静默锚定的美妙之处在于，局外人几乎注意不到它。因此，一点也不会让阿斯伯格人士感到不适或尴尬。

静默锚定示例：

问题：格雷厄姆上班迟到了，但他既不承认此事，也不向他的主管道歉。

首先，他与就业辅导员商讨为什么这种行为是一个问题。

每一个雇主都希望员工每天准时上班。如果你迟到了，却不承认这件事，也不道歉，这看起来就像你毫不在意自己正在浪费雇主的时间。

接着，他们讨论静默锚定。

如果你上班迟到了，我就会看一下我的手表。当你看见我这么做了，那就是在提醒你去说，"对不起，我迟到了。我明天会早点出发以保证准时"。

有关静默锚定的小贴士：

·你选择的静默锚点要能够体现人们对问题的典型反应。如果你不在现场，无法提供静默锚点，那么一个适合的静默锚点就很有可能会自然地发生，因为别人也会不知不觉地使用它。

·让阿斯伯格人士来帮忙挑选一个合适的锚点。请注意，不同的文化和信仰背景下，工作场所中做出的一个动作可能会有不同的含义。毕竟你并不想选择一个对别人来说有侮辱性含义的静默锚点。

关于锚定的普遍适用小贴士

·在公开使用锚定之前，最好进行操练。要让你帮助的人很清楚你对他的期待，明白他应该干什么。

·让你帮助的阿斯伯格人士尽可能多地参与到解决方案的制订中来，让他来选择锚点。

·你可能需要口头提醒阿斯伯格人士关于触摸锚定的协议，直到他习惯为止，而且这种提醒应该在私下进行。

·锚定的目的是让阿斯伯格人士意识到自己的某种行为，以便他可以独立地进行纠正。通过这种方式，你可以帮助他们培养一种新的习惯。

量表

描述

量表工具通过数据来帮助阿斯伯格人士对情况做出权衡。量表可以用来衡量包括工作效率、情绪、行为乃至焦虑或音量的各种问题。托尼·阿特伍德在《阿斯伯格综合征：写给父母及专业人士的实用指南》一书中推荐了用来测量和识别情绪的工具。量表工具是对此工具的延伸。

量表工具十分有效，主要原因有两个：

1. 对于阿斯伯格人士来说，理解具体细节比理解抽象的概括更容易。

2. 量表提供了一个可以明确区分中间地带的标准，而对于阿斯伯格人士来说，这个中间地带一般很难掌握。

阿斯伯格人士的世界充满极端，他们以非黑即白的方式看待事物，很难理解灰色地带。借助量表，他们可以有效地识别出极端，然后用可识别的内容有层次地填充中间区域。量表上的级别让灰色地带变得更加具体，因此更容易分辨。

说明

制定一个从一级到五级的量表。为"一级"和"五级"命名，然后填充中间的三个级别。通过描述或角色扮演明确分辨每个级别的外在表现。

在构建好这个量表之后，确定阿斯伯格人士可以实施的策略。要确保他不仅可以分辨出每个级别，还可以明白在每个级别应该怎么做。例如，如果你正在创建一个焦虑量表，在第三级中包括呼吸和放松练习，在第四级中让使用者暂停工作，并且确保她在到达五级之前离开原来的环境。第十章中有一个愤怒量表（图 10.1），通过此表可见如何使用量表来帮助解决工作场所中的行为和情感挑战。在处理如声音强度这样的非行为挑战时，量表也非常有用。

示例

问题：罗尔夫说话时声音很大，这在办公室环境中很有干扰性。

首先，就业辅导员向罗尔夫解释说他的声音太大，会分散同事们的注意力，并在此过程中向他介绍了音量量表。罗尔夫需要察觉自己的音量，然后才可以开始根据不同的情境予以调整。对他来说，通过角色扮演来向他展示这个量表会很有帮助。在角色扮演过程中，每个音量等级都会被展示出来，并且给出一个例子来说明这种音量适合用在哪里。例如，第一级音量是耳语，可以被用于图书馆，而第五级音量是喊叫，这比较适合用在体育馆里为足球比赛加油欢呼。就业辅导员要求罗尔夫尝试每个级别的音量进行角色扮演，以获得对每种音量的感觉。他认识到自己常常使用第四级音量说话，对于办公室的环境来说，这有些太大声了。他同意第三级音量更适合用于办公室。那么他的目标就是在办公室说话时将自己的音量降低一个等级，并且与就业辅导员一起制定计划来做到这一点。

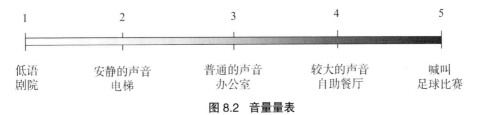

图 8.2　音量量表

小贴士

· 提示尽量设计成不突兀或者不引人注意的形式。毕竟你并不想被误解为傲慢或者令阿斯伯格人士难堪。

· 在使用量表来区别诸如愤怒、激动或焦虑这样的情绪等级时，一定要提出针对较高级别的对策，这样才能帮助阿斯伯格人士在学会识别情绪的同时可以做出应对。例如，在第三级愤怒中，他可以做些深呼吸练习来放松。

· 当你在处理情绪、分辨不同情绪的等级时，记录每个等级的感受会很有帮助。这可以帮助阿斯伯格人士辨认身体发出的信号。我们的身体常常在大脑之前就告诉我们感受到了什么。

第三方的赞扬

描述

行为的正强化并不是一个新概念，但有时候，对行为的直接反馈也会产生适得其反的效果，即使这种反馈是积极的。来自第三方的赞扬是一种间接的正强化。如果你曾接受过来自第三方的赞美，你就能体会到它可以让你的感觉多么好。当赞美积极的行为时，第三方赞扬是一个有用的工具，因为它可以强化积极行为，又不会引起太多的注意。

直接的正强化通常会引起人们对这一行为的注意。这种关注可能会让某些阿斯伯格人士（或者其他人）做那些与你赞美的完全相反的事。发生这种情况的原因有很多。

·对一种行为进行积极的关注可能会增加阿斯伯格人士的焦虑，因为此时他会将这种关注视为一种期待。这对一些人来说压力太大了，所以他们可能会做出相反的行为来逃避这种期待。

·有些人可能会因为这种关注而感到难为情，从而又做出某种不恰当的行为。

·有些人可能更喜欢负面行为引起的关注，而不在意他人对恰当行为的大惊小怪或者是无动于衷。

说明

这个方法最重要的要素就是忽视任何不当的行为。当然，这需要你做出判断，因为有一些行为是不容忽视的，例如进攻性的行为或危及安全的举动。但是，如果一个行为可以被忽视，那你就应该这么做。

使用四大支柱教学法来传授恰当的行为举止。在你的阿斯伯格朋友能够听得到的范围内表扬恰当的行为，但不要直接表达出来，可以向一个同事或者其他的无关人士说出这个赞美。这个工具是否有效取决于你的朋友能否在无意中听到赞美。

示例

问题：玛丽亚的举止有点不成熟，例如她会发出滑稽的声音，问一些不当的问题，喜欢有一些小动作。她的这些问题引起了人们对她的负面关注，使她显得异乎寻常，这是她找到并保住工作的障碍。但当她的良好举动被赞美时，似乎又引起了太多对她的关注，而她的反应是回到负面行为。

首先，玛丽亚的就业辅导员完全忽视了这种行为，把注意力集中到自己正在做的事情上，例如读书、工作或洗碗。当玛丽亚表现出不成熟的行为时，他没有和她眼神接触，也没有对她予以任何关注，没有表现出烦恼，也没有瞄她一眼。如果玛丽亚在被忽视的时候提问或试图引起他的注意，他也不予回应。只要不理睬她的不当行为，就不会强化这种行为。

为了强化她的适当行为，他在玛丽亚听得到的范围内赞美她，告诉别人她做得好。"今天路上玛丽亚一直坐在公交车的同一个座位上，她确实表现得很成熟。"

记住，第三方表达的赞美可能会让人感觉更好，而且不会引起直接注意。此外，赞美要具体，一定要说出什么事情干得好以及好在哪里。

小贴士

·不要过度赞美，要显得自然、真实。

·这项方法特别适用于喜欢寻求他人关注的人。

·一般来说，这是一种可以用来赞美任何人的美妙方式。

镜映（Mirroring）

描述

阿斯伯格人士可以利用镜映这种工具来帮助自己建立融洽的关系，以及更有效地通过非语言的沟通建立关系。这个过程是对说话对象的模仿过程。

和锚定工具一样，镜映也起源于神经语言程序学。人天生就喜欢和自己相似的人。这听起来可能有点自我本位，但人性就是如此。换句话说，像我一样的人一定是个好人。对于阿斯伯格人士来说，这一工具的好处在于它提供了一种投射积极的非语言暗示的简单方法。这可以减轻社交的压力，帮助阿斯伯格人士更好地与人沟通交流。

说明

有效镜映的诀窍并不是要完全模仿别人。那样显得太明显，肯定会适得其反。这种镜映要在阿斯伯格人士觉得舒适的情况下，与他的个人特质相适配的范围内进行。例如，如果你的阿斯伯格朋友本身性格比较冷淡，说话语调也相当平淡，那么让她表现得特别热情就会显得很不自然，也会使她觉得很不舒服。如果一个活力四射的人在面试她，这个人的性格与她自身的性格不符，那么与其去表现得不大自然，还不如通过睁大眼睛、身体前倾以及微笑来镜映面试官，这样她仍然可以显得情感十分丰富。镜映的目的不是嘲弄对方，而是帮助阿斯伯格人士向对方学习一些恰当的行为表现。

有效的镜映包括三个方面：声音、肢体和状态。

在镜映声音时，要模仿出对方的语气、音量和语调。再强调一遍，不要做得太过火，以至于像是在嘲弄对方。你要帮你的阿斯伯格朋友调整他自己的声音，在他自己觉得自然的范围内去匹配对方的声音。

在镜映肢体时，要模仿的是对方的肢体动作。例如，如果对方的身体前倾，那么过一两秒后，你的朋友也可以稍微前倾一点。如果对方双腿交叠或双手紧握，那么阿斯伯格人士也可以做出其中一个动作，或是两者都做。但同样，这要在她自己舒适的自然范围之内。

最后，阿斯伯格人士要镜映对方的状态。例如，在一场面试中，被面试者应该尽量表现出积极向上的状态。但是，这应该与面试官的状态保持一致。如果面试官是一个非常低调的人，那么最好让面试者也表现得低调一点。如果面试官非常热情，那么应试者应该试着让自己更加活跃，表现得更有活力一点。再说一遍，当你帮助你的阿斯伯格朋友学习这个方法时，你要尊重他的个人舒适区，并且帮他在这个范围内进行镜映。

示例

问题：克里斯托弗是一位大龄的阿斯伯格人士，即便在高兴时，他也常常皱着眉头。人们不想接近他，因为觉得他总是在生气、懊恼或痛苦。在面试时，这样会给人留下不好的印象。他只好通过大量练习镜映来树立一种更积极的形象。这花费了他相当大的精力，因为这对他来说是刻意为之。但随着时间的推移，情况确实有所改善。虽然克里斯托弗看起来仍然不怎么开心，但似乎也没那么痛苦了。在面试过程中，他要管理自己的面部表情，并且偶尔努力地微笑，尤其是在开头打招呼时。在面试过程中这个方法对克里斯托弗帮助很大，因为他已经学会了镜映面试官的非言语语言。这给他减轻了很大压力，因为他不需要再专注于自己的肢体语言。这使他能更专注于被问及的问题。

在帮助你的阿斯伯格朋友学习沟通技能时，镜映是一个非常有趣的方法。在角色扮演中使用这一方法可以提供一个很好的机会，可以在玩耍的同时进行练习。镜映还让你有机会深入了解阿斯伯格人士的个性，如果镜映得太过火或者不到位时，你可以提供指导和反馈意见。你可能会发现你的阿斯伯格朋友需要大量练习才能掌握这种技能，因为这并不是他熟悉的事物。但是这绝对是值得付出努力的，在他有生之年的许多情境中，这个方法都可以很好帮助了他。

小贴士

· 镜映的三个方面要分别传授和练习。

· 只有在阿斯伯格人士已经掌握这三个方面后你才可以试着将它们结合在一起。

· 最好安排你的阿斯伯格朋友和很多人一起练习这个方法，以了解其多样性。

语言反馈

描述

语言反馈是一种很有效的工具，利用这一工具可以清楚地了解他人对于一个人的动作和语言的看法。这个工具将会帮助你的阿斯伯格朋友了解他所发出的非语言提示，与有助于模仿非言语语言并建立融洽关系的镜映不同。但这两项工具常常相互补充。

阿斯伯格综合征会影响一个人正确解读非言语语言的能力，也会影响本人的非言语语言。这使人们很难理解他的肢体语言希望向别人表达什么，因此很难准确地了解情况。用语言向阿斯伯格人士反馈你自己的见解有助于他更好地了解别人的看法。从本质上讲，这就像向你的朋友举起一面会说话的镜子，让他以别人的视角来观察自己。通过这种办法，你就可以成为那面会说话的镜子，用语言把信息反馈出来。有了这些信息，你的朋友将获得更强的自我意识，并自己决定是否希望改变表达方式。有了这些信息，你的朋友将会获得更全面的自我意识，并且可以决定是否改变自己留给别人的印象。

说明

最好是在你没有什么要反馈时向阿斯伯格人士介绍语言反馈工具。这样，他才能理解这个工具并决定是否要使用它。在使用这个工具之前，一定要获得阿斯伯格人士的允许，因为如果他不乐意，他就不愿意听你的反馈。那些想进步、想学习的阿斯伯格人士将会敞开心扉，听取反馈。而不愿意使用该工具的人可能仍然会从中受益，但在吸收信息或承担责任方面可能需要更多的支持。

一旦获得了许可，当你看到阿斯伯格人士做出异于寻常的，或是会产生负面影响的行为或肢体动作时，你就可以使用这个工具。在你的脑海中回想你所看到的，这样你就可以准确地描述它。你也要能够解释这些行为或肢体语言给你的感受，这样你才能更清晰地说出来。你自己的第一印象和反应是很有用的。很可能别人对阿斯伯格人士行为的第一反应与你是一样的。这是一个极好的指南，帮助你选择出最值得注意的行为。

一旦你清楚如何描述这个行为以及你对它的感受，你就可以反馈给阿斯伯格人士了。要让你的反馈理性而清晰，同时要保持一定的敏感。你只是在提供自己的见解和信息，没必要让人听起来像是批评。在提供了自己的看法之后，可以用常用的话语探讨在其他的情境中人们会如何看待这样的行为或肢体动作。鼓励阿斯伯格人士提出自己的见解，让他解释一下，如果他是对方，会如何做出反应。这将提升他的自我责任感以及自我意识。

示例

问题：当人们和罗宾说话时，他会不断地说"嗯哼"。讲话者会不停地被打断，这让人感到好像谈话不重要或是在对话过程中不断地被催促。

在这种情况发生时，就业辅导员会打断罗宾并做出反馈。

罗宾，我现在就想用口头反馈这一工具来表达一下我的感受。你在我说话时老说"嗯哼"，我觉得你是在催促我，认为我讲的东西不重要。你是这样想的吗？

做出反馈是很重要的，因为你要确定自己使用的工具是正确的。你的感觉有可能是正确的，但也有可能是错误的。

就业辅导员与罗宾讨论其他人在各种情形中会对他的行为做出什么样的反应，并且鼓励他说出自己的想法。

如果面试官感到自己被面试者催促或自己的话被打断，你认为是会帮助还是阻碍面试者获得工作机会？

在社交场合，人们会对你用这种方式催促他们做出什么反应？你觉得这是会鼓励还是阻止他们继续谈话？

通过提出上述几种问题，就业辅导员将帮助阿斯伯格人士形成自己的见解。注意，这些问题不是开放式的问答，每个问题都会提供多个选项。这可以帮助阿斯伯格人士更容易参与到讨论中，觉察到自己的行为和态度最终导致的结果。有了这些知识，阿斯伯格人士就能够决定他是否想要改变某一行为。如果需要改变，就可以设计策略来解决这个问题。

小贴士

·语言反馈这一工具要私下使用，因为在他人面前提出你的反馈可能会使阿斯伯格人士难堪，因此一定要注意使用时机。

·在使用这种工具时，一定要提前得到许可，因为不是每个人都想听取反馈。

·在提出反馈时要保持敏感，不要被你的阿斯伯格朋友误解为你在批评他。

总结

现在你已经有了一个"工具箱"，里面装满了可以帮助你制定有效策略的基本工具。这和我爸爸当年给我的工具箱很不一样，但同样的建议依然适用。

·在制定策略和课程时要运用你的想象力。

·定制与阿斯伯格人士的个性、需求和学习方式相匹配的工具。

·如果事情没有完全按照你想象得那样发展，不要气馁。

·勇于试错，即使没有帮到你想帮助的对象，就当是为了你自己。

·记住你只是一个人，通过向别人展示你自己的错误，你可以帮助他们学习更好地处理失望情绪和变化的情况。随着经验的积累，你可能会发现更多的工具并将它们添加到你的工具箱中。和我爸爸给我的木头工具箱不同，你的工具箱一直在你身边，你可以在任何时间以任何方式使用这些工具。如果你把这些工具和四大支柱教学法结合起来，配合一些经验，就可以做好很多事。

第九章　整体

——就业技能的评估

对阿斯伯格人士进行评估就像玩拼图游戏。当你从图片边缘开始向里拼时，你会看到整个图像的原貌逐渐表现出来。

你的阿斯伯格朋友可能会成为下一个爱因斯坦或古尔德，但如果一点帮助没有，他不可能在当下的环境中充分发挥自己的潜力。即使是天才有时也需要支持。雇主希望雇用具有优秀社交和沟通技能的人。事实上，这些都是雇主在求职者身上寻找的最重要的技能。对于一个有社交或沟通障碍（如阿斯伯格综合征）的人来说，如果不首先清楚地认识到他面临的挑战，然后采取相应的策略来解决这些问题，他将很难在就业市场上竞争。目前还没有治愈阿斯伯格综合征的方法，但有一些非常有效的方法可以帮助阿斯伯格人士开发补偿性的技能，帮助他们成功就业。

考虑到当今职场的社交需求，对于阿斯伯格人士来说，培养能够使他们成功的基础技能比以往任何时候都重要。这个过程应该从清楚地了解他们缺乏技能的领域开始，并帮助他们确切地了解他们需要改进的地方。"整体评估"（Big Picture Assessment）是我开发的一个用来评估阿斯伯格人士工作技能的系统，可以帮助你确定工作中最需要支持的领域。第十章中的策略指南将帮助你学习如何制定策略来应对本章中确定的挑战。

评估阿斯伯格人士工作技能的最佳场所是竞争性的工作环境。由于他们难以表达自己的感受和想法，你可以在现场直接观察他们面临着什么挑战。如果依靠来自他的家人或其他支持者提供的二手信息，虽然有用且有洞察力，但与你以自己的视角所看到的不同。通过自己观察他们的行为和技能，你能够从雇主和辅助工作者的双重视角来衡量阿斯伯格人士的技能。这两种视角对于看到"整体"至关重要。

从雇主的角度来看，你可以确定在雇主考虑雇用求职者之前，什么是可以接受的，什么是需要改进的。从辅助工作者的角度来看，你能够想出策略来解决你所发现的问题和挑战。这两种视角可以完美地结合在一起。使用这种双重视角，你就可以把握全局，能够快速轻松地确定建立技能基础的策略。

为了表明在开始找工作之前了解整体的价值，我想分享一下我和托里的经历。我认识托里的时候，他四十出头。他高大强壮，去哪里都骑自行车，尽管托里只有高中学历，但当你和他交谈时，可能会被他丰富的词汇和学术气息所震撼。一见到托里，我就知道他是一个非常聪明的人。他享受生活，经常像一个古怪的研究生一样在当地的大学里闲逛。虽然托里并未上过大学，但我相信他在校园里与任何人辩论都能获胜。

当我第一次见到他时，就像大多数认识他的人一样，我相信他能做出比在大学校园里闲逛更大的成就。在他的要求下，我接受了他作为客户，开始评估他的技能，以了解整体情况。

虽然托里很聪明，但他在执行折叠信件、操作办公设备和扫地这些简单任务时却会遇到困难。他的技能非常有限，电脑技能几乎为零，而且由于手眼协调能力差，他很难学习和操作电脑键盘。他的时间管理能力很差，经常迟到以及不能按时完成任务。托里通过家庭关系在一家小店找到了一份工作，从事庭院维护、铲雪、扫地和清扫落叶等工作。店主会给他安排工作，但托里真的没有职业道德，这让店主很沮丧。有好几次，店主让他周二来帮忙卸货，但托里总是姗姗来迟，有时甚至记错日期，隔了一个星期才到，穿得就像在马路上睡了一晚的样子。

托里很固执，这是阿斯伯格人士的一个常见特征，随着年龄的增长，他变得越来越固执。他有坚定的信念，无论你讲什么样的道理，他也不会动摇。托里还擅长争辩和推卸责任。当我开始评估他时，我对他的智商和处理基础任务的能力之间的天壤之别感到震惊。他是一个非常聪明的人，可以和学者们轻松交谈，却保不住在麦当劳清理桌子的工作。

直到对托里进行整体评估后，我才发现他的智力和能力水平之间存在着巨大的差距。托里的辩论能力令人惊奇，但雇主不可能因为这一技能而雇用他。事实上，他有时很不讨喜，这使事情变得更加困难。

在我对托里进行整体评估之前，我相信他能做一些事情，而事实上，他总是做得很艰难。一旦对托里有了全面的了解之后，我就可以制定策略来帮助他应对一些挑战。我和他一起制定现实的就业目标，并概述要达到这些目标的必要步骤。值得赞扬的是，他非常努力，虽然遇到了许多挫折，但他坚持了下来。四年过去了，现在他在一家博物馆当导游，并且已经成为一个很会穿搭的人。

整体评估

整体评估可以考察雇主希望在员工身上看到的最重要的因素，但这些因素对阿斯伯格人士来说通常是具有挑战性的。这些因素被分为七类，每一类又细分为对成功就业很重要的基础技能。在每个子类别中，你可以在竞争性就业量表中对阿斯伯格人士进行从 1 到 4 的评分，如表 9.1 所示。

表 9.1 竞争性就业量表

1 不令人满意	需要相当的关注，需要改进才能取得进步。
2 需要注意	需要改进才能达到一个有竞争力的水平。
3 勉强合格	在临界点上，需要改进，但不会阻碍就业。
4 具有竞争力	雇主会认为其技能与一般人相当或超过了一般人。

记住，你是在用双重视角的方法评估求职者的技能。换句话说，你必须从雇主和就业导师两个角度来看待他。

设置评估场地

评估阿斯伯格人士最有效的方法是在竞争性的工作环境中观察他们。在大多数情况下，你需要创建这样的环境。有很多方法可以做到这一点。如果阿斯伯格人士还在上学，并且正在参加工作实习，你可以尝试在这期间进行评估。如果雇主同意，你也可以在他暑期打工期间进行评估。如果阿斯伯格人士暂时没有实习经验，你也可以通过志愿者组织为其安排。许多城市的当地电话录或社区中心都有志愿者机构的联系方式。志愿者机构可以帮助阿斯伯格人士找到一份无薪实习工作。你要坦率地说出你在实习中的角色，并确保雇主同意。或者，你也可以自己去找你认为有同情心的雇主。对于雇主来说，好处是他将有一个受监督的志愿者为其工作几周。

我建议至少要两周的时间用于评估。最好是兼职工作，每天工作半天或者每周三天，这取决于雇主、你和求职的阿斯伯格人士的时间。排好时间表并把它写下来。确保阿斯伯格人士清楚他应该穿什么去参加评估，以及他可能会做什么工作。你也要确保阿斯伯格人士明白，这次实习是没有报酬的，而且在评估结束时，也不要指望雇主能够提供有报酬的工作。当然，如果能够提供，那是另外一回事。

保险和责任

雇主可能会问你有关责任或保险的问题，这要视情况而定了。根据法律规定，我的机构必须投责任保险，我们进行的由政府支付费用的项目也都在政府保险的覆盖范围之内。作为个人，你可能需要做一些调查。在大多数情况下，当一个雇主雇用了志愿者时，他会自己投相关的保险。如果没有，你可能需要与雇主商讨免除责任的事宜。

评估过程

整体评估共有七个类别，每一个类别又细分为特定的技能，这些技能对成功就业很重要。在使用这个评分系统之前，仔细阅读每个类别的描述，然后阅读类别内的每个特定技能。当你完成每个类别的评分时，将所有评分加在一起，然后除以子类别的个数，计算平均值。评分表格要留下空间让你发表评论，以及帮助你记录任何相关的、以后制定策略时可能需要用到的细节。

自我展示

人们在与他人见面的最初几秒钟内就会做出判断并形成印象。在最初几分钟内形成的印象往往会影响之后对待一个人的方式。在当今社会，形象是至关重要的，每一个员工都要表现出适当的专业和友好的态度。

雇主通常愿意对残障人士予以特殊对待，但在自我展示方面他们很少愿意通融。因为员工代表了公司的形象，阿斯伯格人士也不例外。

当阿斯伯格人士参加评估时，仔细观察他。记住，你要事先告诉他在工作中应该如何呈现自己。记下任何他表现得与众不同的方面，无论是好是坏。如果他看起来非常整洁，那么就记下这一点。看细节，比如说指甲缝里是否有黑泥，牙齿是否刷得干净。这可能看起来很吹毛求疵，但是我可以根据经验告诉你，虽然人们可能不会注意到良好的打扮，但如果邋里邋遢，肯定会被注意到！

自我展示方面有八个子分类（见表 9.2）。在评分之前，请阅读对每一个子分类的描述，这样你才能知道在评分时应该重点关注什么。

表 9.2 自我展示评估

评分：1- 不满意　2- 需要注意　3- 勉强合格　4- 具有竞争力

自我展示	评分	评语
合适的服装		
鞋子		
个人清洁 / 卫生		
头发		
牙齿		
指甲		
问候		
握手		
平均得分		

合适的服装

求职者应穿着与工作环境相适应的干净衣服。如果是办公环境，那么衣服应该熨平掖好。裤子要用皮带系好，衣服不能有污渍和异味。如果工作环境不需要那么职业化，可以根据服装是否适合该工作环境来打分。

鞋子

鞋子应该是整洁的，适合工作环境，例如，在正式场合下要穿皮鞋，在仓库中要穿工作靴。

个人清洁 / 卫生

不应该有明显的体味，要认真梳妆打扮一下。男性在接受评估时应把胡子刮干净或修剪干净。这对很多年轻男性来说都是挑战。我建议他们养成习惯，要么每天刮胡子，要么蓄着大胡子。介于两者之间的情况都会显得很邋遢。

头发

头发要干净，发型合适，一看就知道用心梳理过。

牙齿

牙齿要清洁，口气要清新。

指甲

指甲应该修剪干净。

问候

是否有基本的问候语，例如："早上好"，"你好"，或"你好吗?"，注意阿斯伯格人士是主动打招呼，还是只回应别人的问候，抑或是什么都不做。

握手

握手是商务中很重要的一项礼仪，所以在面试的第一天，你应该和求职者握手。你希望得到一个坚定而自信的握手。

社交技能和行为

社交技能和行为问题是阿斯伯格人士在工作中面临的主要挑战。由于阿斯伯格人士所面临的挑战因人而异，所以我们不可能在这里涵盖他们在工作中可能遇到的所有挑战。因此，这一分类只针对阿斯伯格人士在工作中常会遇到问题的一些关键领域。

对阿斯伯格人士来说，通过观察他人来学习社交技能和适当的行为是很困难的。为了学会这些技能，他们必须刻意地去努力。本部分对阿斯伯格人士的求职技能进行了评估，这样就可以帮助你和阿斯伯格人士清楚地确定需要关注的领域，以帮助他提高就业竞争力。你需要密切关注他是如何与同事和主管互动的。你可以把自己当作主管或经理，因为他和你的互动方式可能与他将来和老板的互动方式相类似。充分利用本章提到的双重视角。

表9.3列举了社交技能和行为的十个子类别，请阅读对每一个子类别的详细描述，这样你才能知道在评分时应该重点关注什么。

表 9.3 社交技能与行为评估

评分：1- 不满意　2- 需要注意　3- 勉强合格　4- 具有竞争力

社交技能、行为	评分	评语
日常礼仪		
餐桌礼仪		
注意他人的私人空间		
强迫症 / 完美主义		
与他人相处的总体舒适度		
异常声音		
异常行为		
与他人合适的肢体接触		
攻击行为		
种族或性别偏见		
平均得分		

日常礼仪

人们可能会对不礼貌的举止感到尴尬，甚至震惊。良好的举止是个人和职业成功的一个重要因素。如果没有良好的举止，阿斯伯格人士就会显得格格不入，并面临被疏远的风险。

我曾见过一些客户在房间里横冲直撞，几乎把经过的每一个人都撞倒在地。有些人可能会坐在椅子上，把腿伸得长长的，当有人绊倒时，他们也不会想到要挪动腿或者道歉。阿斯伯格人士常常显得很笨拙，他们不知道自己在公共场合应该如何表现。他们可能需要学习一些基本知识，比如如何在工作环境中得体地站立和行走。

礼貌的重要性再怎么强调也不为过。总会有人因为不懂礼貌而求职失败。不礼貌可能不是被解雇的典型理由，但它可以导致雇主寻找其他的理由。你肯定不希望阿斯伯格人士引来这种负面的关注。

对于阿斯伯格人士来说，得体的举止会让他们在工作场所更容易受到欢迎。你会发现人们会更愿意帮助和接受那些有礼貌和令人愉快的人。

餐桌礼仪

餐桌礼仪是工作中社交礼仪的重要组成部分。在工作场所，人们会一起休息，偶尔出去吃一顿社交午餐或晚餐是再平常不过的事情。如果有人吃东西时弄得满脸都是，或者说话时嘴里塞满了食物，这可能会让周围的人感到不快。餐桌礼仪可能不会直接影响就业，但可能会引起同事和雇主的反感，让员工被孤立或疏远。

注意他人的私人空间

私人空间是人们对身体距离感到舒服的范围。对大多数人来说，有人进入他们的私人空间里会令他们不舒服，换句话说，站得太近会让他感到不舒服。这种边界被入侵的感觉会产生很多负面影响，这个人也会对没有意识到自己侵犯了别人私人空间的阿斯伯格人士产生负面印象。侵犯个人空间可以被理解为恐吓、欺凌或性挑逗，或者可能只是让人感到讨厌。对于那些让他们感到不舒服的人，人们往往会避而远之。虽然私人空间意识的缺乏可能不会导致被解雇，但是这会让同事们感到不舒服，而这可能会引发其他问题。

强迫症／完美主义

强迫症往往包括强迫观念与强迫行为，但是一个强迫症患者的表现可能只涉及其中的一个。强迫观念是让人无法控制的、反复出现的想法或者冲动。强迫行为是强迫观念所导致的行动。例如，一个有洁癖的人可能会一直洗他的手直至把皮肤洗坏。完美主义心态也是强迫症的一种表现。强迫症的诊断或特征在阿斯伯格人士中很常见。这通常表现为习惯性地检查工作情况，以确保没有错误，把东西按照特定顺序摆放或者放在特定的位置，反复做某事，直到自认为完美。

我们发现，强迫症倾向会影响阿斯伯格人士的工作表现和对工作的接受度。如果他们的行为很奇怪，就会在工作场所引起的负面关注。如果一个员工痴迷于追求完美，他的效率就会降低。

虽然雇主要求员工把工作做好，但他们也需要员工在最后期限前完成任务。如果员工是一个完美主义者或面临其他与强迫症相关的挑战，这可能会对他在工作场所的竞争力产生重大影响。

与他人相处的总体舒适度

由于阿斯伯格人士对许多社交规则不了解，他们可能会在社交场合产生高度焦虑。这可能会导致行为怪异或说一些奇怪的话，使阿斯伯格人士看起来与众不同。当他们愈发焦虑时，他们可能会有以下表现：

· 更死板，更坚持常规或更加具有防御性；

· 热衷谈论自己的特殊兴趣爱好；

· 变得更喜欢争论；

· 身体开始出现不适的迹象，如四处抓挠。

异常声音

阿斯伯格人士会发出无法控制或不可预测的声音，其中可能包括反复清嗓子的声音、呼噜声、吸鼻子的声音和傻笑，像狗叫这样的动物声音，以及其他异常声音，包括低声重复自己或其他人说的话。

虽然异常的声音可能不会妨碍就业，但它们会引起其他人的负面关注，而这可能会导致他在工作环境中被疏远。因为阿斯伯格人士往往倾向于孤立自己，你要尽可能帮助他们避免任何导致这种孤立或疏远的行为。

异常行为

和异常的声音一样，会给阿斯伯格人士带来负面影响的行为都是你应该注意的。阿斯伯格人士可能会做出不寻常的行为，例如，盯着人看，撞到别人身上，身体摇晃，自言自语，或者做出奇怪的动作。其中一些行为可能与强迫症有关，而另一些可能只是由于缺乏社会意识。

同样，这也是就业辅导员要评估的内容，找出任何可能会给求职者带来负面关注的异常行为。如果这些行为很明显，可能会阻碍求职者获得或保住工作，那么辅导员就要制定策略来解决这些问题。

与他人合适的肢体接触

在工作环境中，对于与他人的肢体接触是有严格规定的。一般来说，触碰另一个人的肩膀或握手是可以接受的。任何超出这种类型的接触都是有风险的，因为其他人可能会对其进行解读，阿斯伯格综合征人士很难判断什么样的接触是合适的，什么样的接触是不合适的。在一个对性骚扰很敏感的环境中，告诉他们在工作场所什么是合适的接触，什么是不合适的接触，不仅对同事的舒适感至关重要，在某些情况下，对求职者自己的安全也至关重要。

有时你可能需要面对阿斯伯格人士的性意识带来的问题，这可能会很困难。根据具体情况，你必须做出判断，判断自己是否是处理这个问题的合适人选。在整体评估中，你不需要探讨生命的本质，只需要负责教导生活的规则。性意识或性行为这一部分应该留给家人或其他专业人士来讨论。如果阿斯伯格人士需要更多的信息，也可以举办一个关于性方面的研讨会。如果问题与触摸的规则有关，那么你应该着手处理这个问题。

攻击行为

阿斯伯格人士会对自身和所处环境深感沮丧和失望。对于许多缺乏识别和谈论自己感受的能力的人来说，寻找情感发泄方式是一件十分困难的事情。愤怒情绪在阿斯伯格人士中很常见，因为他们常常不知道如何恰当地表达愤怒，可能会瞬间爆发。这种情绪爆发通常会引起目击者的负面反应，所以很多阿斯伯格人士学会了压抑自己的愤怒情绪。我有一些客户，他们看起来好像随时都会爆发。他们身上每一处好像都蕴藏着怒火。如果一个人总是处于愤怒或痛苦的边缘，或者在情况变糟时，这种愤怒以破坏性的行为表现出来，那么你很难与他相处。雇主们没有时间处理攻击性行为，这也不是他们的职责。他们通常会理解偶尔的负面情绪，然而，当愤怒的行为被视为攻击或暴力时，在工作场所是不被接受的。在工作环境中，攻击或暴力的影响通常是非常严重的，后果往往也很严重，从警告到解雇，甚至是刑事起诉。所有这些后果都很严重，并且会被记录在员工的档案中。

如果阿斯伯格人士在愤怒或攻击性方面遇到了挑战，那么就业辅导员就需要优先处理这个问题。他应该认真思考如何与最近表现出攻击性行为的阿斯伯格人士合作，因为这不仅可能会给他带来责任问题，而且可能会有人受伤。在决定对任何有过攻击行为的人进行评估之前，调查细节和追本溯源是很重要的。这有助于保护其他员工、阿斯伯格人士本人、工作教练和雇主的安全。

种族或性别偏见

工作场所对任何形式的歧视都是零容忍。我曾听到阿斯伯格人士出于天真的好奇，发表了可能被理解为贬损或歧视性的言论。如果再加上声音太大，在某些环境下就可能会遇到麻烦。一定要帮助他们理解什么言论是不合适的，这一点很重要。

有时你可能会遇到真正的偏见或性别歧视。这也必须被记录下来，因为它可能会导致严重的后果，包括被解雇。

为了对阿斯伯格人士的社交技能和行为进行评估，要在两到四周的时间里观察他们，并在每个方面做记录。在此期间，你应该尽量减少任何改变行为的干预措施。最后，对他的整体行为做出评价。当你在评估技能和行为方面变得越来越熟练时，你就可以开始交叉进行评估和教学的程序，这样可以在出现问题时立刻解决。

沟通能力

阿斯伯格人士对事物的理解是非黑即白的。他们喜欢具体和可预测的事物，很难理解灰色地带。他们庞大的词汇量掩盖了他们的理解能力，尤其是对抽象语言的理解能力。他们的语言往往是僵硬的、学究气的，而且十分讲究逻辑。当阿斯伯格人士与他人交谈时，他们更多的是对着对方说话，而不是与对方交谈。他们经常会专注于自己感兴趣或者入迷的话题，而不考虑对方是否感兴趣，并且会忽略对方感到无聊或不感兴趣的线索。他们在理解非语言线索（如面部表情和语气）方面的困难会加剧这种情况。正是这种在对话中缺乏交互性和理解的特质，使得阿斯伯格人士很难发起或保持对话。

阿斯伯格人士要么面部表情很少，要么面部表情无法如实表达情绪。这使得其他人很难理解他们的感受或想法。他们的表情和说话内容及感受不一致。例如，有一位求职者因为肢体语言给人一种总是很生气的印象，但当被问及他是否在生气时，他却回答说他实际上感觉很好，一点也不生气。他所投射的东西使得相互交流更具挑战性。

许多阿斯伯格人士倾向用同一种声调说话。他们的语调平缓，似乎与讨论的话题无关。他们说话的措辞可能很准确，但是声音可能异乎寻常的大，也可能异乎寻常的小。他们并不总是能够意识到说一个句子的语气和音量可以影响它的含义。

阿斯伯格人士通常不会抑制自己的想法。他们经常会想到什么就说什么，而不先考虑是否适合当时的情况。他们可能需要帮助才能确定什么样的主题和语言适合什么样的情境方面。

表 9.4 列举了沟通能力的十个子类别，请阅读对每一个子类别的描述，这样你才能知道在评分时应该重点关注什么。

表9.4 沟通能力评估

评分：1— 不满意　2— 需要注意　3— 勉强合格　4— 具有竞争力

沟通技能	评分	评语
与人轻松交谈的技能		
适当选择话题		
会不会打断别人		
理解非言语提示的能力		
主动与他人互动的能力		
倾听能力		
理解幽默的能力		
回应他人的能力		
互动中眼神交流的能力		
音量		
平均得分		

与人轻松交谈的技能

每个阿斯伯格人士都是独一无二的，与其他人交谈时的舒适度也各不相同。有一些阿斯伯格人士在与人交谈时轻松自如，而更多的人则发现想做到与人交谈很困难。在整体评估中，你需要评估阿斯伯格人士参与对话的难易度，以及他是否需要在这方面提高能力。虽然雇主在这方面可能会比较理解，并做出一些迁就，但是一个人在融入环境和建立社交网络时，这一技能发挥着重要的作用。

适当选择话题

兴趣特殊是阿斯伯格人士最典型的特征之一，对那些非阿斯伯格人士来说，这也许是最引人注目和有趣的。如果某个话题是他们感兴趣的领域，他们很容易会陷入该话题无法自拔。这并不意味着他们不能讨论其他话题，只是说他们会被自己感兴趣的话题深深吸引。他们经常会主导对话，将其引导到他们感兴趣的话题，而一旦进入这个话题，他们就会主导对话。这些话题可能是大家都感兴趣的，如体育、政治或汽车，也可能是小众的或奇怪的，如蚊子、灵车或洗衣机。无论他感兴趣的是什么话题，你能确定的是他们对此了解很多。这种特殊兴趣可能持续数周或数年，然后发生变化。无论如何，如果这个话题对于工作场合是不合适的，或者即使合适，但他总是主导话题，这将很可能影响其工作。

除了特殊兴趣之外，求职者可能会做出不相关或不恰当的评论或陈述，或问一些与谈话无关的问题。因为他可能没有掌握许多关于适当对话的规则，话题选择或评论可能会被误解或被认为粗俗。例如，我的一些客户曾对某人的穿着方式、同事的体重或年龄发表过评论，或者对宗教或政治非常固执己见。在社交场合，这样的评论或意见可能是可以接受的，或者至少是可以讨论的，但在工作场所，需要判断哪些话题是合适的，哪些话题是不合适的。对于阿斯伯格人士来说，做出这样的判断是十分困难的。

会不会打断别人

阿斯伯格人士通常缺乏对周围环境的意识，这可能会导致打断别人的问题。由于过于自我关注，当一名阿斯伯格员工找另一个人讨论某事或问问题时，他可能会忽略这个人正在忙着或正在和其他人说话。不管对方是否准备好，他这边可能已经把自己要说的话脱口而出。

这在工作环境中是有问题的，因为会被认为粗鲁且有干扰性。每个人都必须学会等待。对许多阿斯伯格人士来说，打断别人或抢话头是一种常见的挑战。

理解非言语提示的能力

根据沟通的相关理论统计，55%的沟通是非言语的，例如肢体语言、手势和面部表情，38%是语调，只有7%是严格意义上的语言。这一事实使阿斯伯格人士处于一个严重的劣势，因为他们中的很多人无法理解非言语提示。他们没有意识到，通过观察人们的表情可以了解其内心感受。事实上，对于一些阿斯伯格人士来说，看别人的脸可能会分散注意力或引起困惑。

在工作环境中，大量的交流都是非言语的。在评估阿斯伯格人士时，你必须确定他实际上接收了多少信息，包括非言语传达的信息，以了解其就业竞争力，以及他需要什么样的帮助才能在工作中独立。

主动与他人互动的能力

对许多阿斯伯格人士来说，发起并参与谈话也是困难的。你需要确定这对阿斯伯格人士来说是多大的挑战。有些阿斯伯格人士需要提示才能回答问题，要么是因为他们不知道该回答什么，要么是因为没有意识到有人在对他们说话。主动互动包括提问和回答问题，独立开始和参与对话或讨论。

即使是既耐心又善解人意的雇主也不可能为了一个问题的答案而等待很久。雇主需要员工在合理的时间内以这样或那样的方式做出回应。如果阿斯伯格人士在没有提示的情况下很难与同事或主管交流，你需要注意这一点，并制定一个策略来解决这个问题。

倾听能力

阿斯伯格人士通常需要较长的时间来处理信息和做出反应，这并不意味着他们没有听。雇主需要有这样的信心，即他的员工正在倾听并在吸收他们听到的东西。

如果员工似乎没有在听，你可能需要寻找更深层次的原因。倾听能力不佳可能出于很多原因，如听力差、注意力差、注意力分散，甚至是不感兴趣。对于阿斯伯格人士来说，也可能是因为提供的信息太多，让他感到焦虑或困惑，从而导致自我封闭。

不管怎样，你需要注意阿斯伯格人士的倾听能力，如果他们在这方面很差，你应该调查原因。

理解幽默的能力

认为阿斯伯格人士缺乏幽默感是一种误解。要想了解每个人觉得有趣的是什么，可能需要一点时间。有些阿斯伯格人士喜欢机智的幽默，也有许多人喜欢低俗的闹剧或肢体幽默，而这有时会导致尴尬。我记得有个客户，几乎对任何事都不笑。有一天，他的雇主在湿滑的地板上滑倒了，他却笑得前仰后合。也许是雇主听到他笑太震惊了，竟然没有因为他的反应所困扰，也没有因为他不在意自己的安危而生气。

阿斯伯格人士通常会觉得双重含义很难把握。他们会从字面上理解习语或隐喻，而这也使得他们很难理解一些玩笑。而在大多数工作环境中，开玩笑是一种与人沟通的常见方式，因此阿斯伯格人士很难融入工作团队。

对于阿斯伯格人士来说，很多玩笑可能并不可笑。这没有什么问题，但是你最好能把这一点传达给雇主，让雇主和其他员工明白这可能是阿斯伯格人士的性格使然，这样他们才不会因其对玩笑无动于衷而不开心。

回应他人的能力

由于大多数阿斯伯格人士难以理解他人的情绪和表达，他们可能会在互动中做出不恰当的回应，或者根本就不做回应。你可能需要指导他们如何回应问候或问题，因为他们可能没有意识到有人在对他们说话。

在工作环境中，雇主期待别人对一个问题或问候做出回应是合理的。你要评估阿斯伯格人士的回应能力，以确定他的意识水平，以及你需要提供多少支持才能帮助他在这方面提高竞争力。

互动中眼神交流的能力

对阿斯伯格人士来说，眼神交流是一个挑战。让他们保持眼神交流可能会很困难，或者这会影响他们接收信息的能力。另一种极端情况是，有的阿斯伯格人士会一直盯着别人看，这会让周围的人感到不舒服。

音量

说话的音量很重要。如果一个人说话的声音太轻，别人就很难听清他在说什么。这可能会妨碍就业，因为雇主听不清员工在说什么，或者可能会听错。也有许多阿斯伯格人士说话的声音太大，在工作环境中会分散别人的注意力。如果阿斯伯格人士还喜欢发表一些不恰当的言论，那么大声发表这些言论会给他们惹麻烦。

注意能力

注意能力指的是一个人对所处环境的意识能力，这一类的能力将有助于确定阿斯伯格人士处理与工作场所的相关信息。其子类别代表了阿斯伯格人士普遍会遇到困难的领域。根据你为阿斯伯格人士设定的工作，他需要具备上述大部分（如果不是全部的话）的基本能力，雇主才会考虑雇用他。

特别是在这一部分，如果你从雇主的角度来看待你的阿斯伯格朋友，这会很有帮助。虽然大家对阿斯伯格人士会有一些宽容，但是你要问自己一个问题："如果我是雇主，聘用了这位员工，所投入的时间和金钱是否会带来利润？"这个问题的答案将帮助你切实地评估他是否能够适应竞争性的就业市场。

表 9.5 中列举了注意能力的 13 个子类别。在评分之前，请阅读对每一个子类别的描述，这样你才能知道在评分时应该重点关注什么。

表9.5 注意能力评估

评分：1- 不满意　2- 需要注意　3- 勉强合格　4- 具有竞争力

注意能力	评分	评语
解决问题的能力		
对口头教导的理解		
对书面教导的理解		
对实践教导的理解		
判断力		
灵活性		
专注力		
记忆力		
按步骤做事的能力		
积极主动的能力		
同时处理多项任务的能力		
工作速度和效率		
组织能力		
小肌肉群运动技能		
大肌肉群运动技能		
平均得分		

解决问题的能力

阿斯伯格人士很难解决问题，因为他们很难运用常识。当问题出现时，他们常常不知道该做什么，也不知道如何着手解决它。一些看似简单的问题可能会给他们带来巨大的挫败感。他们通常意识不到一些解决方案或策略可以应用于多个场景或情况。对他们来说，每一种情况都是新的，而且同样难以解决。

阿斯伯格人士需要帮助才能积累经验并把策略应用到不同的情况。他们可能认为一个解决方案只能应用于特定的情况，而没有意识到一个问题可能有不止一个解决方案，也没有意识到一个解决方案可以解决很多问题。这种概括能力的缺乏使他们很难参与竞争。

雇主很看重解决问题的能力。他们希望员工能够独立思考，并能处理出现的问题。在评估阿斯伯格人士解决问题的能力时，要仔细观察他的不足在哪里，以及他在多大程度上能将某种解决方案或经验应用到其他的情况。

采取策略来提高阿斯伯格人士解决问题的技能是有可能的，但是你需要事先知道他需要多少帮助，尤其是在之后你要帮他选择合适的职业道路的时候。如果阿斯伯格人士在解决问题方面有很大的困难，你就需要确保帮他找的那个工作岗位不太涉及这个技能。

对口头、书面和实践教导的理解

学习风格有三种形式，分别是听觉型、视觉型和动觉型。

听觉型：通过听力（口头教导）来学习。听觉型学习者通过倾听学习效果最好。他们喜欢口头指导和讨论，喜欢谈论事情，喜欢听别人讲，通常大声朗读文本和使用录音机能更好帮助他们学习。

视觉型：通过观察（书面教导）来学习。视觉型学习者倾向于通过观看图片来思考，利用视觉展示学习，比如图表、图册、视频和清单，从中获益。

动觉型：通过动手（实践教导）来学习。动觉型学习者倾向于通过亲身实践的方式学习，积极探索周围的事物。他们可能很难做到长时间坐着不动，因为他们需要动起来，需要去探索。

一个人的学习方式会影响他对教学方式的理解。阿斯伯格人士处理信息的方式可以帮助你决定如何最好地解释一项工作或任务。对于许多阿斯伯格人士来说，他们第一次学习做某事的方式决定了他们以后会怎样做。在工作中，雇主希望员工听从指令。了解求职者的学习方式不仅可以帮助你有效地教学，还可以帮助你选择有效的策略，而就业辅导员和雇主可以继续使用这样的策略，帮助阿斯伯格人士在工作中富有成效。

判断力

阿斯伯格人士通常缺乏直观的"常识"，这种常识是通过观察他人在不同情况下的反应而学到的。他们往往不会将学到的信息和教训应用到不同的情况中去。这极大地限制了他们做出合理判断的能力。虽然你可以想办法帮助阿斯伯格人士克服这个困难，但它不会被完全消除。然而，缺乏判断力和常识未必一定会成为就业的障碍。如果有了有效的策略来应对这方面的挑战，如果选择了正确的职业道路，阿斯伯格人士也会在求职上取得成功。

灵活性

阿斯伯格人士会经常依赖秩序和常规来使他们的生活变得更加的可预测，降低焦虑水平。他们往往非常死板，很难做出改变。日常生活中的任何变化都可能让一些阿斯伯格人士感到焦虑。

员工需要灵活性。他们需要能够根据优先级切换任务，并随着工作的需求而做出改变。雇主很看重这种技能，在招聘时也会寻找具有这种技能的求职者。

你要观察阿斯伯格人士在工作中的表现是灵活还是死板，以便确定他应该寻找或避免哪些工作。

专注力

繁忙的情境很容易分散阿斯伯格人士的注意力。他们可能无法长时间专注于一项任务。要确定他们能专注多长时间，因为这可能会影响到所要找的工作类型。

记忆力

长期记忆是许多阿斯伯格人士共有的一个真正令人印象深刻的特征。有些人能记住大量的数据，比如电话号码、地址、日期、车牌、方位和其他一些让他们着迷的事实。即使是那些似乎没有这些特殊记忆力的阿斯伯格人士，也经常会对过去错综复杂的细节记忆犹新。

阿斯伯格人士储存详细信息的惊人能力是帮助他们学习的天赋。他们死记硬背的能力是惊人的，但他们未必理解他们所记忆东西的意义。利用阿斯伯格人士的记忆能力来帮助他们记住如何在工作中完成某些任务和社交技能，这是就业辅导员的工作职责。

按步骤做事的能力

在大多数情况下，一旦任务或者指令被分成简单的步骤，阿斯伯格人士就可以很好地执行。如果他们遇到困难，也许表明这其中还涉及其他问题，例如智力障碍或者注意力缺陷障碍。如果这样的话，这会使你的工作更具有挑战性。因为具有智力障碍或者注意力缺陷障碍的人要花费更多的时间才能掌握步骤或者信息。

主动性

在没有指令的情况下，阿斯伯格人士经常会陷入"困境"。当提供了一定的常规和程序时，他们的表现最好。如果他们不知道该做什么，他们可能会坐着等待别人注意到他们无事可做，有时他们可能会猜测，但由于判断能力受损，也可能会做一些雇主不希望他们做的事情。你会发现许多阿斯伯格人士在没有适当的策略支持的情况下不会主动行动。

同时处理多项任务的能力

阿斯伯格人士往往缺乏同时从事多项工作的能力。当需要同时处理多项任务时，阿斯伯格人士可能会感到困惑和焦虑。一般来说，最好不要让他们从事需要多任务处理的工作。就业辅导员应该评估阿斯伯格人士能同时处理多少任务，并记录下来。可以先让他完成一项工作，然后再增加第二项和第三项工作。这样你就能清楚地知道阿斯伯格人士能处理多任务的程度，也能清楚地知道他未来的工作职责范围。

工作速度和效率

许多阿斯伯格人士都很注重细节，这也是雇主所看重的。然而，如果工作速度和效率没有达到有竞争力的水平，那么雇主就很难继续雇用他们，无论他们在工作上表现得多么出色。许多阿斯伯格人士面临的挑战是在注重细节和保持质量的同时达到有竞争力的速度和生产力水平。

组织能力

有些阿斯伯格人士非常善于安排自己的生活和工作，而有些则没有良好的组织能力，需要帮助。如果阿斯伯格人士在这方面有困难，这很可能会影响其工作表现，他就需要学习如何在这方面提高。

小肌肉群运动技能和大肌肉群运动技能

研究表明，有50%到90%的阿斯伯格人士运动协调能力较差。这可能会使他们工作进度缓慢且费力。对他们来说，弯腰整理文件这个简单的任务都可能会很困难。有些阿斯伯格人士可能会显得很笨拙，走路的步态会很奇怪。有些人的关节非常僵硬，这导致他们在手握器具或钢笔等物品时显得很别扭。眼手协调能力差使得投掷、接物、踢腿和移动物体等任务更具挑战性。平衡感可能也会很差，手的使用不够灵活，导致他们书写更加困难。你可能会发现他们在使用剪刀或把标签贴在文件夹上、折叠信件或把信件放进信封时都会遇到困难。所有这些因素都会影响他在工作中的表现。运动发展不良和协调能力差是许多阿斯伯格人士的一个显著特征。运动协调能力太差会影响阿斯伯格人士的就业类型。如果阿斯伯格人士有严重的运动障碍，应将其转介给作业治疗师或物理治疗师，以获得专业的治疗。

个性特征

如果在个性特征这一项上得分不高，任何人都很难在工作中取得成功。雇主看重有良好职业道德的员工，但如今这种人越来越难找到。好消息是，许多阿斯伯格人士在这方面做得很好。他们与生俱来的诚实和正直对雇主来说都是绝佳招牌。

如果求职者在个性特征方面的得分很低，在就业时他可能会遇到巨大障碍，除非你能找出问题所在并改变它。如果阿斯伯格人士不想改变，或者不关心自己是否进步，那么他在工作中可能总是会遇到麻烦。有了支持和鼓励，他就能扭转局面，有时只是因为一次积极的经历。有趣的是，本项评估往往会成为这样积极的经历。

表 9.6 列举了个性特征的 4 个子类别。在评分之前，请仔细阅读对每一个子类别的描述，这样你才能知道在评分时应该重点关注什么。

表 9.6 个性特征评估

评分：1- 不满意　　2- 需要注意　　3- 勉强合格　　4- 具有竞争力

个性特征	评分	评语
态度		
积极性		
独立性		
守时性		
平均得分		

态度

阿斯伯格人士可能更容易自卑、缺乏自信和抑郁。在他们的生活中，会经常听到这样的话："你很聪明，但很懒"和"你怎么这么笨？"他们很容易成为欺凌的目标，并且在学校里经常有不好的经历。他们通常不知道友好的取笑和恶意的取笑之间的区别，成年之后会反应过度或过于敏感。许多阿斯伯格人士没有朋友，忍受孤独。这样的经历会让任何人变得好斗、愤怒和沮丧。再加上他们通常不能很好地适应变化，你就可以理解为什么有些阿斯伯格人士会态度消极，表现出苛刻、不合作、好战甚至咄咄逼人的心态。

工作场所不能容忍恶劣的态度。雇主不希望员工顶嘴、争吵或好斗。如果阿斯伯格人士表现出上述任何一种行为，那么在给他安排工作之前就需要解决这个问题。

积极性

很少有人有动力去完成一份对他们不重要的工作。虽然找一份有趣的、刺激的工作很重要，但即使是最令人兴奋的工作也有令人乏味的一面。对于阿斯伯格人士来说，理解这一点非常重要。同样重要的是，他们要表现出有工作的积极性，即使是在不感兴趣的领域。雇主需要每个方面都做得好的员工，他们不会保留那些缺乏动力、需要不断激励才能取得基本业绩的员工。

在评估求职者的积极性时，最重要的是他要表现出对工作的渴望，愿意尽一切努力来发挥自己的潜力。

独立性

有很多因素可能会影响阿斯伯格人士在工作上的独立表现，其中包括能力、主动性、自信和自尊。

如果阿斯伯格人士不能在合理的时间内独立从事一项工作，他就很难在竞争应聘中脱颖而出。在这种情况下，重要的是要调查他缺乏独立性的背后原因，然后制定策略，努力提高其独立性。你越早评估他在这方面的需求，就能越早制定出培养必要技能的策略。

守时性

守时对有些人来说是个问题，无论他是不是阿斯伯格人士。如果求职者总是迟到，就必须采取措施，在他可能因此丢掉工作之前解决这个问题。雇主对于拖沓的忍耐程度是有限的。

教育和技能水平

有一类工作被称为"非技术性"工作，这种工作通常不需要很高的受教育水平或者专业的培训。这些工作包括收银员、服务员、零售店员和装配工人。虽然这些工作被认为不需要技术，但仍然有对教育程度的基本要求，如阅读、写作和基本的算术能力。如果阿斯伯格人士希望从事技术性更强的专业岗位，对他的教育和技能的要求会变得更高。你需要记录阿斯伯格人士在将来的求职中能具有什么样的教育或技能水平。

在表9.7中，请对阿斯伯格人士的教育和技能水平做出评估。务必要询问阿斯伯格人士是否接受过非正式的培训，包括在职训练。如果他有任何特殊的执照，比如驾照或心肺复苏术或急救等证书，也要做好记录。

表 9.7 教育程度评估

教育和技能水平	评价
最高教育程度	
强势科目	
弱势科目	
学习挑战	
专门的培训或课程，执照和证书	

环境

在开始为阿斯伯格人士找工作之前，你需要确定什么样的环境最适合他。因为许多阿斯伯格人士的运动协调能力较差，他们可能很难抬东西或者长时间站立或坐着。他们也可能对温度比较敏感，因此不适合在高温或低温中工作，如面包店或肉类加工厂。有些人可以做全职工作，而有些人不行，还有些人在中午或夜晚比在早上工作状态更好。

可以使用表 9.8 中的检查表来确定什么样的环境最适合求职者。

表 9.8 环境评估

环境	非常合适	不太适合	偶尔
物理环境			
寒冷			
炎热			
室内			
室外			
噪音等级			
安静			
室外噪音等级，例如街道交通			
吵闹噪音等级，例如建筑工地			
对他人的忍耐度			
独自工作			

人比较少（不超过 10 人）			
人比较多（11 人至 25 人之间）			
许多人（26 人至 50 人之间）			
在公共场合工作			
孩子			
成人			
班次			
全职工作			
日间			
中午			
夜晚			
深夜			
周末			
轮班			
体能耐力			
能提轻的物品（小于 10 磅）			
能提重物（11 到 30 磅）			
弯腰			
站立			
坐			

总结

·在竞争激烈的工作环境中观察阿斯伯格人士的工作技能，这样你就能了解其优势和弱势。

·以雇主和辅助工作者的视角来评估阿斯伯格人士，这样你可以看到全貌。

·在评估阿斯伯格人士的技能时，要与他保持沟通顺畅，这有助于他信任你，配合整个流程。

第十章　策略指南

——为技能学习打好基础

只有做出选择，你才能真正开始改变自己。

在生活中，每个人都会遇到各种挑战，它们会阻碍我们到达想去的地方。你在生活中面临着什么挑战并不很重要，重要的是你选择如何去应对。如果你正在读这本书，那么你已经做出了决定，帮助人们成长和改变，帮助他们发挥自己的潜力。但你要明白，你不能替他人做决定。你不能强迫他人做出改变。只有在你的阿斯伯格朋友渴望改进的前提下，帮助他努力才会成功。你可以支持和引导阿斯伯格人士，但你不能替他做出决定。

我父亲曾告诉我要选择人生的奋斗目标。我想，大概他的意思是，我需要决定什么对我来说是最为重要的，什么东西是值得我为之努力的。现在是你和你的阿斯伯格朋友选择你们的奋斗目标的时候了。在上一章，你和他一起确定了在哪些方面需要做出改进，才能在工作中具有竞争力。在本章，你们将一起考虑这些需要改进事项的轻重缓急，并制定应对策略。

本章的策略指南罗列了针对上一章整体评估中每一项的有效策略。你可以使用本章的指南来帮助你和阿斯伯格人士决定哪种策略最适合哪种情况。

确定所面临问题的优先级

分清问题的轻重缓急需要权衡各种因素。在完成整体评估后感到不知所措的情况并不少见。看起来似乎有很多挑战需要解决。不要气馁。每一个挑战都会在适当的时候得到解决。俗话说，罗马不是一天建成的，没有人会指望重大的人生变化会一蹴而就。这就是一个人生过程。可以从每次制定一个策略开始，然后循序渐进。改变不会很快发生，尤其是当这种改变需要在行动上得以实现时。只要阿斯伯格人士致力于改善现状，目标总会实现的，如果不是今天，那就是一个月或一年后。只要不忘初心，坚持不懈，每个人都可以实现自己的目标。只要持之以恒，不达目的誓不罢休，每个人都可以改变自己的命运。这份力量来源于想要成功的意志。

在确定挑战的优先级时，有三个因素需要考虑：

· 什么问题对就业来说是最大的阻碍？

· 什么资质或技能是雇主最看重的？

· 阿斯伯格人士最有能力改变什么？

根据你在整体评估中收集到的信息，重点考虑评分低于 3 分的子分类。确定你认为求职者获得或保住工作的最大挑战，但不要超过 10 个。最重大的挑战可能很快就会出现在你面前。如果评估中没有明显的问题，那么你的阿斯伯格朋友也许正通往就业的路上。如果有很多重大的挑战，那么你需要制定一个长期的方案。不管怎样，这都是很有用的信息。

现在让我们考虑一下雇主最看重的是什么。对于员工来说什么技能或品质最重要，每个雇主都会有自己的想法。不过，一般来说，大多雇主看重的东西都相同。他们想要一个能准时上班、性格开朗、工作出色的员工。

如果你的阿斯伯格朋友在个性特征的评估中得分很低，那你就要为此制定策略了。不良的态度和缺乏积极性是职场杀手。雇主们不会容忍这种行为的，说真的，他们为什么要容忍呢？毕竟，他们有很多其他更加积极、想要工作的人可以雇用。

除此之外，你还需要用自己的判断来决定什么才是最迫切需要解决的。了解阿斯伯格人士想做什么工作是很有帮助的。例如，如果他想在建筑业或农场工作，那么对自我展示的要求就不会像在办公室或零售店工作那么高。你的目标是解决那些最有可能阻碍阿斯伯格人士获得和保住工作的挑战，而这些挑战因人而异。量体定制的方法可以帮助你制定出更有效的、更有针对性的策略。

在本书第二章中列出了当下雇主最希望新员工具备的十项技能。当你和你的阿斯伯格朋友在确定挑战的优先级时，可以参考一下这个列表：

· 沟通能力（口头或书面）

· 诚实 / 正直

· 团队合作能力（与他人合作）

· 人际交流能力（和他人相处良好）

· 积极性／主动性

· 较高的职业道德

· 分析能力

· 灵活性／适应性

· 计算机操作技能

· 时间管理／组织能力

最后，把阿斯伯格人士适应各种挑战的能力考虑在内。你不希望你的朋友感到沮丧或不知所措。可以优先考虑一些简单的挑战，比如改善问候和握手的方式，或者改变一下穿搭。在帮助阿斯伯格人士时，通常可以在四周的时间内针对 3 到 10 个挑战制定策略，这样阿斯伯格人士才不会被压垮。

策略指南

建立技能基础需要你和你的阿斯伯格朋友花费时间和精力。

既然你们已经确定了要一起攻克的挑战，并确定了其优先级，下面就该制定策略来解决它们了。这些年来，我开发了许多工具和方法，并将它们进行汇编。你在使用时，可以参考第七章"四大支柱教学法"和第八章"就业工具箱"的内容，会很有帮助。这两章为本指南中的策略奠定了基础。无论你实施什么策略，一定要应用"四大支柱教学法"。这将确保你的阿斯伯格朋友可以清楚地理解你的信息。

此外，我还在第八章中提到很多工具。这些工具也是本指南中许多策略的基础。如果你还没有读过第八章，那么我强烈建议你在执行本指南中的任何策略之前先读一下。

为了方便起见，本指南按照第九章"整体评估"中的类别和子类的形式组织内容，有助于你能够互相参照，并快速有效地制定策略。

自我展示

合适的服装
在工作场所穿着得体是成功找到并保持一份工作的一个重要因素。

⊙应对策略：

打算在办公室工作的阿斯伯格人士应购买三条裤子／裙子，一条海军蓝，一条黑色，一条棕褐色或卡其色。相应的，也要有五件衬衫，每天一件。大多数颜色都可以与海军蓝、黑色和棕褐色搭配。对于男性来说，袜子应该选择深色，黑色永远是最安全的。对于希望穿裙子或连衣裙的女性来说，应该穿肉色尼龙长袜。应该有两双休闲／正装鞋，分别是黑色和棕色。皮带要和鞋子的颜色搭配起来。

如果阿斯伯格人士现在还买不起这些服装，那么可以先搭配一套，之后慢慢准备起来。下面是一个入门套装的方案：

> ·一条海军蓝裤子／裙子
> ·一条棕色裤子／裙子
> ·三件不同颜色的正装衬衫
> ·一双黑色正装鞋
> ·一条黑色皮带
> ·三双黑色袜子

一定要告诉阿斯伯格人士，不要连续两天穿同一件衬衫。和阿斯伯格人士讨论何时以及如何清洗和熨烫衣服以保持干净整洁。

个人清洁和卫生

良好的卫生习惯很重要。不要等着雇主告诉员工要刮胡子、洗澡、理发、刷牙或其他个人卫生措施。这看起来是小事，然而，如果你曾经和一个有体味的人一起工作过，你就会明白这事的重要性。如果阿斯伯格人士有卫生方面的问题，应该及时处理。

⊙应对策略：

就业辅导员应该定一个时间表，详细地列出对阿斯伯格人士清洁和卫生方面的要求。父母或其他家庭成员可以帮助求职者制定时间表和例行常规，并且提醒他遵守。清单也是一个很有用的工具，利用这个工具可以确保该做的都做到了。

男性求职者遇到的普遍问题是他们不定期刮胡子，结果就是看起来很邋遢。当这种情况发生时，他们应该有两个选择：要么留胡子，要么每天刮胡子。需要向他们解释，即使他们留了胡子，可能依然需要定期修理。大多数求职者对这一规定虽不满意，但他们都会遵守，通常会选择刮掉胡子。在这一点上不要对他们妥协，如果没刮胡子就让他们回家。

在制定针对这一挑战的策略时，"就业工具箱"（第八章）中可以用到的工具有：设定规则，镜映，公式，第三方的赞扬，口头反馈。

问候和握手

每天上班的时候，员工都应该和别人打招呼。一句简单的"你好"或"早上好"就足够了。虽然握手不是每次见面都必需的，但当你被介绍给一个新朋友时，握手是常见的礼仪。有关问候和握手，请参阅第十二章的内容。

⊙应对策略：

·清楚地列出希望求职者在和人打招呼时需要做什么。

·把问候和握手分解成容易学习和遵循的几个步骤。这可以减少阿斯伯格人士遇到陌生人见面时的压力。

·帮助求职者设定目标，每天在工作场合先和一个人打招呼，然后是两个人、三个人，以此类推。

在制定针对这一挑战的策略时，"就业工具箱"（第八章）中可以用到的工具有：设定规则，镜映，公式，第三方的赞扬。

社交技能和行为

日常礼仪

职场礼仪非常重要。如果你的阿斯伯格朋友在这方面存在问题，应该及时予以解决。列出符合大众期望的基本礼仪，和你的阿斯伯格朋友核对每一条，然后指出那些他已经做得不错的，讨论那些做得还不够好的。

⊙应对策略：

教求职者礼仪的最好方法是首先让他们意识到应该怎样做，清楚地说明应该何时以及怎样来使用礼仪。从说"请""谢谢""打扰一下"等主要的礼节开始，然后转向更微妙的礼仪，如不能一直盯着别人看，要主动为别人开门，要减少身体发出的声音。

有些阿斯伯格人士曾经因为盯着别人看而惹上麻烦，尤其是盯着异性看。虽然你知道他们可能没有恶意，但你不能指望其他人也会有同样的认知。事实上，如果员工的行为被误解，他们在工作中就会遇到真正的问题。如果男性员工盯着女性看，这尤其是个问题。我听说有一个阿斯伯格男士因为经常盯着办公室里的女同事看而被解雇。有人投诉了他，然后他就被解雇了。这表明即便他是无辜的，但他的行为也很容易被误解，而当这种情况发生时，可能会造成严重的后果。

当谈论到凝视和接近异性的话题时，要制定明确的方案。下面是几个例子：

·不要盯着人看超过 2 秒（要练习）。

·如果你是一名男性，不要接近你不认识的女性并与她们交谈，除非谈话内容是与工作相关。

·如果你是一名男性，不要尾随女性。

·针对客户面临的问题制定具体的方案。

> 在制定针对这一挑战的策略时，"就业工具箱"（第八章）中可以用到的工具有：撰写脚本，角色扮演，视频播放，设定规则，公式，锚定。

餐桌礼仪

虽然遵守餐桌礼仪不会对找工作和保住工作有直接影响，但也很重要，因为如果你表现得与众不同，会给你带来负面的注意力。

⊙应对策略：

在第八章中提到的"设定规则"或"公式"对学习餐桌礼仪十分有效，具体取决于阿斯伯格人士更适应哪一个。以下是一些基本的餐桌礼仪：

·咀嚼时要闭上嘴巴。

·等到嘴里没有东西时再说话。

·要经常擦嘴，不要让脸上沾上食物。

·让别人将食物传过来而不是越过餐桌自己去拿。

以这些规则为基础，你还可以根据实际情况进行添加。

如果阿斯伯格人士从来没有真正学习过一项技能（比如吃饭时如何做到整洁）时，公式就很管用。下面是一个饮食公式的例子：

1.吃一小口食物

2. 闭上嘴巴咀嚼

3. 吞咽

4. 擦嘴

5. 说话

你也可以加入一个非语言的锚点（参见第八章），比如就业辅导员可以把他的手放在自己嘴上作为提示。

> 在制定针对这一挑战的策略时，"就业工具箱"（第八章）中可以用到的工具有：设定规则，公式，锚定，第三方的赞扬。

个人空间意识

你是否有过这样的经历：在一个派对上，一个陌生人走到你身边，距离近得让你觉得如果他再靠近一点，你就得嫁给他了。这就是对个人空间的侵犯。

在工作场合，或者说在任何场合，都没有人喜欢自己的个人空间被侵犯。如果你的阿斯伯格朋友无意中做出了这样的入侵，就会让他人产生负面的看法，当然你的阿斯伯格朋友也会受到影响。对于不知情的人来说，他的行为可能会被视为恐吓或欺凌，或者让人讨厌。这可能会导致严重的问题，甚至是被解雇。

⊙应对策略：

有一个有效的策略来教阿斯伯格人士理解个人空间，我称之为"臂长法则"。让他站在你面前，如果他的手臂充分伸直之后，距离你应该还有大约30厘米。如果他不能完全伸展手臂，那他就离得太近了。这个法则很简单，那就是"如果你和某人的距离少于一臂的长度，你就太近了，要后退一步"。

注意：在个人空间的问题上，这个距离法则可能也会有一些文化上的差异。

> 在制定针对这一挑战的策略时，"就业工具箱"（第八章）中可以用到的工具有：角色扮演，设定规则，公式，锚定。

强迫症／完美主义

强迫症是一种焦虑的症状而不是思想上的障碍。许多阿斯伯格人士也有强迫症或焦虑症。如果求职者的强迫症或焦虑症很严重，他应该去咨询一下专家。如果这一问题只是轻微地影响了工作，你可以尝试以下这些策略。

⊙应对策略：

·创建一个"焦虑量表"，你和你的阿斯伯格朋友可以一起评估焦虑的程度，并记下导致焦虑的原因。同时记下与不同程度的焦虑相关的身体感觉或症状，这样他就能够意识到焦虑的出现，并采取行动让自己平静下来。

·让你的阿斯伯格朋友好好学习完成一项任务，向他自己证明他是有能力的，提振他的自信心。确认检查工作的次数。

·设定工作效率目标，向解释完美主义或强迫症可能会妨碍目标的实现。看看这是否会限制他重复某个行为的次数。

·如果在工作中存在明显的强迫症，列出应该怎样做的规则清单。

·明确设定在工作中哪些话题和行为不能做。

在制定针对这一挑战的策略时，"就业工具箱"（第八章）中可以用到的工具有：角色扮演，视频播放，设定规则，锚定，量表。

与他人相处的总体舒适度

阿斯伯格人士在与人相处时往往需要更长的时间才能感到舒适。如果他们非常害羞或胆小，就会很难适应工作环境。

⊙应对策略：

与人相处融洽需要时间，对阿斯伯格人士来说尤其如此。你可以通过鼓励你的阿斯伯格朋友与其他人接触来帮助他克服这一挑战。选择一到两个同事，把阿斯伯格朋友介绍给他们，并让他记住他们的名字。然后写好问候词，让他每天和他们打招呼。除此之外，在社交技能和沟通方面的所有任务都可以在这一两个同事身上进行练习。通常在几周内，阿斯伯格人士就会和同事相处得很融洽，甚至可能独立地和他们进行社交活动。

最好事先和同事们沟通好，以确保他们愿意提供帮助。通过为阿斯伯格人士创造一个安全的社交环境，你为他的成功奠定了基础。

在制定针对这一挑战的策略时，"就业工具箱"（第八章）中可以用到的工具有：撰写脚本，角色扮演，锚定。

异常的声音和行为

你的阿斯伯格朋友出现任何引人注意的不寻常的声音或行为都会影响其

同事对他的看法。你的目标是帮助他融入工作环境。如果他有一些方面表现得与众不同，那些不同最好是正面的，而不是负面的。

⊙应对策略：

解决异常声音和行为的第一步是让阿斯伯格人士自己注意到这方面的问题。对于自己引人注意的行为，他可能意识到了，也可能没有意识到。你要让他学会注意别人的看法。

解决这个问题的一个有效工具是"视频播放"（第八章）。如果他没有意识到这种行为，或者需要证明，那么拍视频记录这种行为是让他注意到的好方法。通常情况下，从局外人的角度来看自己的行为足以激励当事人做出改变。

很多不寻常的行为是习惯性的，因此需要共同努力来改变。阿斯伯格人士要有改变这种行为的意愿。大多数阿斯伯格人士都不想引起别人对自己的负面关注。当他们有机会看到是什么让别人对自己避而远之，或者是什么引起别人的负面关注时，他们往往会产生做出改变的动力。如果将努力和像口头反馈这样提高求职者自我意识的策略相结合，经常可以取得积极效果。

在制定针对这一挑战的策略时，"就业工具箱"（第八章）中可以用到的工具有：角色扮演，视频播放，锚定，第三方的赞扬，口头反馈。

与他人合适的肢体接触

阿斯伯格人士可能会缺乏界限感。如今的职场对性骚扰问题非常敏感。如果你的阿斯伯格朋友不恰当地触碰了别人，无论他多么无辜，都有丢掉工作的风险。

⊙应对策略：

如果阿斯伯格人士在这方面有困难，你应该制定一个策略，清楚地列出什么是合适的接触，什么是不合适的接触。根据阿斯伯格人士的需要，这份清单可能需要列得非常详细。如果他或她的界限感很模糊，那就制定一个规则，即不要有任何肢体接触（握手除外）。如果阿斯伯格人士无法掌握分寸，这是最安全的做法。我认为在工作环境中唯一安全的可接触身体部位是手和肩膀，其他任何部位都是禁区。

以下是一些与性和触碰有关的职场规则。根据情况的不同，你可能需要为阿斯伯格朋友制定更具体的规则。你们可以一起阅读这些规则。如果你觉得这样做有点不舒服，请记住，如果以后你不得不和雇主讨论这些规则，你们会更不舒服。

· 不要触碰你的同事。

· 不要讨论或提及任何与性有关的话题，包括在媒体故事、电视节目和电影中有所涉及。

· 不要谈论你在私人生活中的性行为。

· 不要谈论你的朋友或家人在私人生活中的性行为。

· 不要对任何人发表与性有关的评论，尤其是与你的工作有关的人。

· 除非在洗手间，否则不要在工作时触碰你的生殖器。

如果这些规则看起来是老生常谈，那是因为它们本来就如此。不要期望阿斯伯格人士能够概括出来这些规则，因为这是他们难以做到的事情之一。如果有固定的规则去遵守，那么他们会更容易成功，更少犯错。

在制定针对这一挑战的策略时，"就业工具箱"（第八章）中可以用到的工具有：角色扮演，制定规则，镜映，公式，第三方的赞扬。

攻击行为

工作场所不允许有攻击性的或无法容忍的行为。在这个问题上要采取零容忍的立场，这一点至关重要。如果不妥善处理攻击性行为的问题，一旦发生情况，会给所有人都带来不好的影响。如果阿斯伯格人士在工作场所表现出攻击性或暴力行为，那么就把他或她开除。如果你的阿斯伯格朋友表现出任何侵略性的行为，这代表他或她还没有做好工作的准备。

⊙ 应对策略：

愤怒和攻击性行为是很难处理的问题。它们可能根深蒂固，非常复杂。在处理这一问题时，要有足够的判断力。有些情况下，你可以帮助阿斯伯格人士缓解愤怒和攻击性行为，而有些情况下，需要寻求更专业的指导。如果问题很严重，有人身伤害和财产受损的风险，应该让阿斯伯格人士寻求专业人士的帮助。

一定要向阿斯伯格人士解释清楚为什么攻击性行为是不可接受的，为什么要在继续工作之前解决这个问题。

第八章中的量表工具能有效地帮助阿斯伯格人士认识和解决攻击性行为

的问题。愤怒量表可以帮助阿斯伯格人士意识到自己身上那些导致攻击行为的感受。随着阿斯伯格人士越来越善于识别这些迹象，他或她就能更好地在做出攻击行为之前有所意识，然后采取行动，要么让自己平静下来，要么让自己离开。

· 提前设计好一个 1 到 5 级的愤怒量度图。

· 教阿斯伯格人士通过识别每个级别的症状来识别愤怒的程度。例如，在第 1 级时，他可能会很平静，在第 2 级时，腹部肌肉会变得紧张，在第 3 级时，肩膀和背部会变得紧张，在第 4 级时，脸会变得非常热，胃会感到不适，会开始低声说话，在第 5 级时，会开始咒骂和大喊大叫。

· 对每一级别的愤怒表现进行角色扮演，这样你们都能更熟悉每一级别是什么感受。

· 针对不同级别的愤怒制定相应的策略，例如，1 级时深呼吸，2 级时练习一些放松的方法，3 级时出去喝杯水，或者写在日记里，4 级时离开办公室出去走一走，当达到 5 级时就太迟了，因为千万不要等到 5 级！在 5 级发生之前，阿斯伯格人士应该已经远离他人，以避免做出糟糕的行为。

· 让阿斯伯格人士识别自己所处的等级，例如可以问"你觉得自己现在处于哪个级别？"

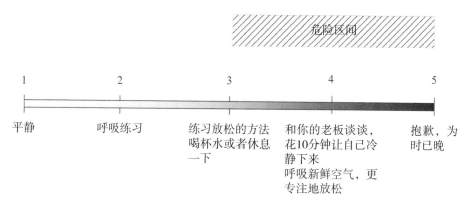

图 10.1 愤怒量度

在制定针对这一挑战的策略时，"就业工具箱"（第八章）中可以用到的工具有：角色扮演，视频播放，制定规则，公式，锚定，量表，第三方的赞扬，口头反馈。

种族或性别偏见

现在的工作场所不允许存在种族或性别偏见。阿斯伯格人士可能会在不知不觉中发表容易被误解为偏见的言论。通常情况下，阿斯伯格人士发表这些评论或评论都是出于天真，并无恶意。但是无论多么无辜，如果对"错误的人"说或者被"错误的人"听到这些话，都可能会产生严重的后果。

⊙应对策略：

阿斯伯格综合征会影响一个人的判断能力。阿斯伯格人士不知道在工作场所什么是可以接受的，什么是不可以接受的。因此，需要给他们讲清楚。阿斯伯格人士可能永远都难以克服缺乏判断力的问题，但是当他们意识到问题并避免不恰当的话题时，就会大大减少判断力差的影响。

解决这一挑战的有效策略是使用"不安全话题"列表（参见表 10.2）。

表 10.2 "不安全"话题列表

"不安全"的话题	
与性有关的一切：	涉及个人隐私的话题：
·性器官	·薪水
·荤段子	·性取向
·性取向	·政治观点
·与性有关的个人隐私	·年龄
	·宗教
种族主义和性别偏见：	
·刻板印象	
·性别角色	
·宗教	
·玩笑	
·笼统的判断（过度概况）	

针对这一挑战有效的解决方法就是使用表 10.2 的"不安全话题"列表，该表详细地列出了通常情况下什么话题是不能在工作环境中讨论的。相反，你也可以整理一份像后文中表 10.3（见 154 页）这样的"安全主题"列表。

在制定针对这一挑战的策略时，"就业工具箱"（第八章）中可以用到的工具有：角色扮演，制定规则，镜映，公式，锚定，口头反馈。

沟通能力

谈话技巧

对于阿斯伯格人士来说，完成一次和谐的谈话并不容易。要想被雇用，阿斯伯格人士不必是聊天高手，但他们应该能够进行基本的交谈。这有助于他们融入工作环境，属于工作场所的"正常"行为。

⊙应对策略：

帮助阿斯伯格人士培养谈话技巧的最好方法之一是进行"当记者"游戏。这是一个角色扮演游戏，让阿斯伯格人士采访别人以获得信息，第一个被采访的人可以是你。

在记者角色扮演中让你的朋友提出一些"开放式问题"，包括"谁""什么""在哪里""何时""为什么"和"如何"。以采访的内容来设定场景。例如，你可以扮演当地动物园的一名管理员，而阿斯伯格人士可以扮演当地报纸的记者来采访你。他需要了解你做什么，为什么做，在哪里做，和谁一起做，等等。如果有第三方在场，这种策略最有效。这样就有人可以自由地指导（"导演"），或提供帮助。

对于阿斯伯格人士来说，这样做的目的是开展一个有问有答的双向对话。对方的回答可以引导他进入下一个问题。这需要一些指导和练习，因为他不会总是能够意识到下一个问题会是什么。为了做到这一点，你可以在一张纸上写上"谁""什么""哪里""什么时候""为什么"和"怎样"，并将这些作为一个视觉提示。导演可以帮助阿斯伯格人士根据回答来决定下一步问什么合适。

在会话教学中，合乎逻辑的下一步是引入三方会话。这可能与"当记者"的双向对话角色扮演差不多。先介绍一个话题，然后列出三方对话的规则如下：

· 第一个角色扮演者就预先确定的话题进行提问。

· 第二个角色扮演者回答这个问题，然后再提出一个问题。

· 第三个角色扮演者回答这个问题，然后再提出一个问题。

这种角色扮演持续数分钟。随着阿斯伯格人士越来越适应，你可以通过"强迫"他以一种更复杂的方式跟上谈话的进度来增加难度。例如，提问者在得到回答之前可以接连问两三个问题，也可以打乱提问者的顺序。

这个策略需要很长时间来完善，但它非常有效。

> 在制定针对这一挑战的策略时，"就业工具箱"（第八章）中可以用到的工具有：撰写脚本，角色扮演，制定规则，镜映，公式，锚定。

选择适当的话题

对于阿斯伯格人士来说，在工作场所选择合适的话题是一个真正的挑战。他们往往会毫无顾忌地说出自己的一切想法。在工作场所，这将是一个挑战，因为有时他们的想法不适合大声说出来。

⊙应对策略：

阿斯伯格人士往往会积极地接受别人的指导，因为这样他们就不用去猜测了。要想帮助他们找到合适的话题，一个很好的策略是列出工作场所的"安全话题"。这些话题通常不会冒犯别人。当然，总会有一些例外。你和你的阿斯伯格朋友可以根据情况酌情处理。例如，如果列表上的一些话题会让阿斯伯格人士疑惑或主导谈话，那么这些话题很可能需要删除。表10.3中列举了一些安全的话题。

表 10.3 安全的话题

天气	周末计划	名人
运动	假期计划	颁奖典礼
电影	假期经历	奥运会
电视剧	博物馆	骑车
书籍	美术馆	爱好和休闲活动
音乐剧和戏剧	技术	建筑
饭店	家畜	园艺

> 在制定针对这一挑战的策略时，"就业工具箱"（第八章）中可以用到的工具有：撰写脚本，角色扮演，制定规则，镜映，公式，锚定。

打断别人

在工作场所，阿斯伯格人士最常见的问题之一就是会打断别人的谈话。如果不尽早解决这个问题，可能会对他职业生涯的成功产生严重的影响。支持人员的任务之一是帮助阿斯伯格人士在工作中变得独立和有竞争力。一个人永远不应该依赖雇主的耐心或宽容，因为即使是最好的雇主也会有不耐烦的时候。

针对这一问题，下面是一种循序渐进的策略。

⊙应对策略：

·首先，清楚地描述这方面的社交规则。

示例："当人们在说话或打电话时，不要打断他们。"不要想当然地以为阿斯伯格人士知道这里的"说话"也包括打电话。

·接下来，清楚地说明如何处理这种情况。

示例：

1. 如果某人正在打电话：

·等他挂断电话。

·当某人在打电话时，最礼貌的方式就是离开房间，不要在他的桌前等待超过5秒钟。

·10分钟后回来看看那个人是否已经打完电话了。

·不要打断别人打电话，除非真的有紧急情况（有必要详细说明什么情况是紧急情况）。

2. 如果某人正在和另一个人说话，而你需要和他说话：

·十分钟后再回来。

·如果他仍然在忙，而你的问题对完成任务很重要，你应该这样打断他，说："对不起，很抱歉打断你的谈话，但我有个问题要问你，请问什么时间合适？"

·如果这个人指定了一个时间，就离开并在约定的时间再回来。

3. 如果某人正在忙于工作：

·说："不好意思打扰了，我可以问你一个关于我任务的问题吗？"

·等到他抬起头来时：

　　－进行眼神交流。

　　－提出你的问题。

　　－继续完成你的任务。

在制定针对这一挑战的策略时，"就业工具箱"（第八章）中可以用到的工具有：撰写脚本，角色扮演，制定规则，镜映，公式，锚定。

理解非言语提示的能力

只有7%的交流是通过口头语言进行的，其余的依靠非言语提示，包括语气、面部表情和肢体语言。阿斯伯格人士很难理解非言语提示。这在工作场合是极其不利的，因为他们可能会错过他们应该获得的重要信息。尽管阿斯伯格人士可能无法完全改变自己的这种状态，但他们可以学习如何获取交谈中的非言语提示的数量。

⊙应对策略：

为了帮助阿斯伯格朋友提高理解非言语提示的能力，你需要让他们接触这些线索，并解释这些线索是什么。在常规的互动中，当你注意到自己给出了一个非言语提示时，问问他们是如何理解的。

你还可以通过角色扮演来训练。发挥想象力，我最喜欢的一个训练就是面对面坐着做出各种表情。阿斯伯格人士要猜测我想对他说什么，然后轮流。这非常有启发性，因为我也有机会看到阿斯伯格人士是如何用非言语的方式表达自己的。这让我了解到阿斯伯格人士用非言语信息与他人交流的能力。

即兴戏剧（improvisational theatre）[①]是阿斯伯格人士提高非言语交流技能的一个好方法，看看你周围有没有这方面的资源。

在制定针对这一挑战的策略时，"就业工具箱"（第八章）中可以用到的工具有：角色扮演，视频播放，锚定，口头反馈。

主动与他人互动的能力

有些阿斯伯格人士非常害羞，不会主动与人交谈。如果主动发起对话真的会让他们感到很不舒服，倒也不用强求，然而，雇主会希望员工在没有太多提示的情况下回答问题。

---

① 编注：即兴戏剧（improvisational theatre），是一种高实践性的团体戏剧形式，是人人都可参与的，大众的戏剧形式。突出特点是在表演中没有准备好的剧本，参与演员合作即兴创作场景和情节。

⊙应对策略：

要向求职者解释为什么对别人做出回应很重要。要清楚地说明，对于当面提出的问题，人们期望得到回应。如果不做回应，有可能会导致失业。

以下是一些帮助阿斯伯格人士回答问题的策略。

·确认他们是否明白这个问题，如果不明白，就准备一个相应的回应，比如"我不明白你的问题"或"你能重新说一下问题吗？"

·如果他们明白但不知道如何回答，也要准备一个相应的回答，比如"我不太确定。你能说说我有什么选择吗？"

·如果需要更多的时间来回复他人的问题，你可以准备这样的回应："我能晚点回复吗？"或者"我需要考虑一下。我能过几分钟再回答你吗？"

你需要根据阿斯伯格人士面临的情况或挑战准备合适的脚本。这样做的目的是帮助你的阿斯伯格朋友传达以下信息，即他们不是不理睬别人，而是在回答问题时有困难。

在制定针对这一挑战的策略时，"就业工具箱"（第八章）中可以用到的工具有：撰写脚本，角色扮演，视频播放，公式，锚定，口头反馈。

倾听能力

阿斯伯格综合征不是听力障碍。然而，如果你的朋友在倾听方面有问题，将其归于行为问题之前，最好能检查一下他的听力。一旦排除了这种可能性，你就要制定一个策略来帮助他提高倾听和接收信息的能力。

⊙应对策略：

在和一个人说话之前，要先引起他的注意，这一点很重要，因为这样才能保证他在听。一种策略是叫一下阿斯伯格人士的名字，然后停一下，直到他把注意力集中在你身上。你可以事先和你的阿斯伯格朋友沟通好，这样他就会意识到这是一个提示。在和他说话时，要清晰直接，简明扼要。然后让他复述你说的话。一旦你确定他已经听到并理解了你的指令，就可以要求他按照你的指令去做。如果他采取了正确的行动，就表明他真正理解了。

另一种策略是说的同时把指令写下来。有时这种双重沟通很有帮助。如果你的阿斯伯格朋友没能理解口头指令，他还可以阅读书面指令。

> 在制定针对这一挑战的策略时，"就业工具箱"（第八章）中可以用到的工具有：角色扮演，锚定。

理解幽默的能力

在融入工作环境的过程中，幽默是非常有帮助的。有些阿斯伯格人士很有幽默感，而有些则为之苦恼。阿斯伯格人士可能无法理解一些微妙的幽默形式，包括文字游戏、双关语和讽刺，因为他们往往太过拘泥于字面上的理解。

⊙应对策略：

·试着发现求职者觉得幽默的地方。利用这种幽默感来吸引他，并且找出一个让他舒适的幽默程度。

·试着和他开玩笑，然后问他觉得你是在开玩笑还是认真的。这会让你对阿斯伯格人士的视角有一些了解。

·解释一些与开玩笑有关的非语言线索，例如，眨眼通常意味着某人在开玩笑。

> 在制定针对这一挑战的策略时，"就业工具箱"（第八章）中可以用到的工具有：角色扮演，视频播放，锚定，口头反馈。

回应他人的能力

因为阿斯伯格人士有沟通障碍，你可能会发现阿斯伯格人士很难对他人做出回应。下面是解决这个问题的两个策略示例。

⊙应对策略：

·教阿斯伯格人士看着别人，当别人和他说话时，做出简短的口头回应。可以只是简单地说"是的""不对"或"好的"。

·督促阿斯伯格人士每天早上跟人打招呼，可以持续一段时间。例如，在开始的时候，坚持让他和一个已经认识的人打招呼。当他感觉这样做很轻松的时候，可以让他和更多的人打招呼。

> 在制定针对这一挑战的策略时，"就业工具箱"（第八章）中可以用到的工具有：撰写脚本，角色扮演，视频播放，锚定。

眼神交流

眼神交流是社交和沟通的重要组成部分。对于阿斯伯格人士来说，越能够进行眼神交流，就越容易融入工作环境。

⊙应对策略：

· 如果眼神交流让阿斯伯格人士感觉不适，那就让他把目光集中在交谈对象的前额上。这样更容易，并且看起来就像是在进行眼神交流。

· 让阿斯伯格人士在每句话开始时都要有眼神交流。

· 让阿斯伯格人士在别人说话的前3秒进行一次眼神交流，然后慢慢将眼神交流的时间从几秒钟延长到几分钟。

> 在制定针对这一挑战的策略时，"就业工具箱"（第八章）中可以用到的工具有：角色扮演，视频播放，锚定，口头反馈。

音量

阿斯伯格人士说话时往往要么声音太低，要么声音太高。他们很难判断在不同的情况下什么音量是合适的。

⊙应对策略：

· 制定一个音量量表，帮助阿斯伯格人士确定自己平时说话的音量，级别可以从1到5,1级相当于耳语，5级相当于在球场上大喊大叫。

· 演示每个级别的音量，让阿斯伯格人士在你之后重复，以把握对每个级别音量的感觉。

· 举例说明阿斯伯格人士应该在什么情况下使用哪个级别的音量。例如，3级音量适合在办公室使用，1级音量适合在电梯中使用，但是如果你想要引起马路对面某人的注意，就要使用5级音量。

· 清晰地勾勒出工作环境中合适的音量级别。

· 设置一个提示，当阿斯伯格人士的声音与所在环境不符时，可以提醒他。

· 最终你会发现，阿斯伯格人士需要的提示越来越少，并开始主动调整音量。

> 在制定针对这一挑战的策略时，"就业工具箱"（第八章）中可以用到的工具有：角色扮演，视频播放，锚定，量表，口头反馈。

注意能力

解决问题的能力

解决问题的能力是一个人每次面对新问题时都需要的，也是许多雇主希望在员工身上看到的。解决技术问题通常是阿斯伯格人士的强项，因为这需要系统的方法。但是对他们来说，那些需要大量的常识或人际关系技巧的问题通常非常具有挑战性。企业中大多数主要解决问题的工作都是由管理者来完成的，但是任何级别的员工要想在工作中表现出色都需要这方面的技能。

⊙应对策略：

·尝试与你的阿斯伯格朋友一起工作，教他基本的处理问题的能力。

例如：

1.通过分解问题以界定其本质；

2.找出引起问题的原因；

3.列出每一个问题可用的解决方案；

4.列出每个方案的利弊，选出最佳方案，然后谈论什么是最重要的。

·想出解决常见问题的公式。例如，如果老板不在，又需要回答问题时，一定要问同事。如果合适的话，你可以开发一个多层次的公式，可以是一个列表，列出你的阿斯伯格朋友要想解决问题就需要去做的事情。你的目标是限制阿斯伯格人士在解决问题过程中自行做出的判断，因为这也是他们所面临的挑战之一。

在制定针对这一挑战的策略时，"就业工具箱"（第八章）中可以用到的工具有：角色扮演，公式。

学习风格

每个人的学习方式都有所不同（在第九章的注意能力一节中提及了各种学习风格）。了解阿斯伯格人士的学习风格很重要，因为这样你才可以更有效地教学。如果你的阿斯伯格朋友不善于吸收信息，可以尝试以下这些策略。

⊙应对策略：

·结合不同的教学技巧，提高对信息的吸收和理解。例如，将清单与演示结合起来。

·把任务分解成一个个小步骤。

·做三次演示，然后让阿斯伯格人士模仿完成。如果出现了错误，试着让他自己找出问题，而不是直接指给他。这可以培养他解决问题的能力，也有助于他明白步骤背后的逻辑。一旦明白了背后的逻辑，他就有可能更好地完成任务。

> 在制定针对这一挑战的策略时，"就业工具箱"（第八章）中可以用到的工具有：角色扮演，镜映，公式，锚定，口头反馈。

判断力

所有的工作都要求有基本的判断能力。对于阿斯伯格人士来说，这是一个典型的挑战。如果你的阿斯伯格朋友在判断方面有困难，试试下面的策略。

⊙应对策略：

尽量不要安排他做需要大量判断的项目或任务。当确实需要做出判断时，制定一个公式来帮助他做出正确的判断。例如，可以写出如下的公式：

·如果文件缺少签名，就把它放在这个托盘里。

·如果文件少了文件编号，那么把它放在一边，在工作快结束的时候交给主管。这种公式消除了对如何做任务的猜测，让雇主和员工更有信心把工作做好。

> 在制定针对这一挑战的策略时，"就业工具箱"（第八章）中可以用到的工具有：角色扮演，视频播放，制定规则，公式，锚定。

灵活性

阿斯伯格人士可能非常刻板，因此他们很难很快地适应从一个任务转换到另一个任务。然而，雇主往往需要员工灵活变通。

⊙应对策略：

要想帮助那些在任务转换方面有困难的求职者，最有效的方法之一是设定一个锚点词。一个很好的锚点词是"优先级"。我向我的客户解释说，当他们听到我说一项工作是"优先级"的时候，他们会花两分钟的时间停下手头的工作，然后开始这个"优先级"的工作。这让他们有一点时间来做调整，似乎有助于过渡到下一个任务。有了这个准备时间，他们似乎变得更加灵活了。

> 在制定针对这一挑战的策略时，"就业工具箱"（第八章）中可以用到的工具有：角色扮演，视频播放，锚定。

专注力

雇主希望员工每次至少能专注一个小时，最好是两个小时。如果阿斯伯格人士难以达到这一要求，你需要想办法改进，否则这将成为他工作中的一个问题。

⊙应对策略：

如果你的阿斯伯格朋友很难集中注意力，一定要找出原因。一旦找到了原因，你就能够有针对性地制定策略来解决这个问题。

·他是不是累了？检查他的睡眠习惯，并且提出改善睡眠的建议。观察在接下来的几周内他的专注力是否有改进。

·他是不是感到厌倦了。设定目标，使工作更有挑战性或更有趣，或换不同的工作让他去做。观察他是不是在专注度上有了提升。

·他是不是很容易分心？耳塞有助于减少噪音干扰。让阿斯伯格人士在一个没有那么多干扰的地方工作，看看这是否有帮助。

·他是否有注意力缺失障碍。建议与家庭医生一起进行评估，将任务分解为小步骤，并使用书面清单作为辅助。

> 在制定针对这一挑战的策略时，"就业工具箱"（第八章）中可以用到的工具有：角色扮演，视频播放，锚定。

记忆力

一般来讲，阿斯伯格人士具有良好的长期记忆。如果他们的记忆力比较差，那么有可能是在短期记忆方面出了问题。

⊙应对策略：

有时，人们可能会遇到短期记忆力很差的阿斯伯格人士。例如，他可能会忘记前一天任务已经完成到哪一步了。如果这种情况经常发生或持续发生，就需要加以处理。

·把步骤写下来，这样阿斯伯格人士就可以自己独立参考。

·如果困难仍然存在，那么你可能需要对步骤进行分组或以一种求职者更好理解的方式重新组织。这可能需要多次尝试。

·如果阿斯伯格人士还是有困难，那就把工作拆分成几个步骤。以邮寄信件这样的任务为例，可以让他先把所有的信折叠好，然后把所有的信都塞进信封里，然后把所有的信封封好，而不是一封信接一封信地重复执行这些步骤。

在制定针对这一挑战的策略时，"就业工具箱"（第八章）中可以用到的工具有：角色扮演，公式，锚定。

遵循步骤的能力

当你和一个在记忆或遵循步骤方面有困难的人一起工作时，一定要先确定困难在哪里，因为有可能是其他原因导致问题复杂化，比如注意力缺陷障碍或学习障碍。

⊙应对策略：

如果你怀疑你帮助的阿斯伯格人士有注意力缺陷多动障碍，可以采取以下策略来帮助他改进。

·和你的阿斯伯格朋友一起设立日常生活常规。让他参与制定日常计划，这样会让他有更大的动力去遵循常规。

·进行大量的正面强化。阿斯伯格人士对反馈极其敏感，他们需要听到积极的反馈。这种正强化会让他们更有动力。

·用可以轻松完成的"小测验"来提高注意力，这可以帮助阿斯伯格人士取得成功。例如，你可以问"叠好信之后的下一步是什么？"这将有助于他建立完成任务的信心，也可以巩固记忆。

在制定针对这一挑战的策略时，"就业工具箱"（第八章）中可以用到的工具有：角色扮演，制定规则，公式，锚定。

主动性

对阿斯伯格人士来说，主动做事通常是一个巨大的挑战。他们要么想不到要主动做事，要么即使主动了，也常常不知道该怎么做，可能会犯错误。

⊙应对策略：

·与雇主一起制定一份任务清单，列出那些被认为有价值但不一定属于工作职责的事项，可以称其为"主动性工作"。

·教阿斯伯格人士如何执行"主动性工作"。

·当阿斯伯格人士完成了手头的工作时，让他去看那个"主动性工作"的清单，并开始执行上面的任务，直到被告知要去做其他的工作。

·确保阿斯伯格人士知道"主动性工作"清单里的工作并不是需要优先考虑的。一旦被要求做别的什么工作，他们就应该先去做那个工作。

具有主动性能给雇主留下深刻印象，但很多人都做不到，无论其能力如何。如果你成功地教会了阿斯伯格人士积极主动，你就大大增加了他成功保住工作的可能。

> 在制定针对这一挑战的策略时，"就业工具箱"（第八章）中可以用到的工具有：角色扮演，制定规则，公式，镜映，锚定。

同时处理多项任务的能力

对于阿斯伯格人士来说，同时处理多项任务也是一个挑战。大多数工作都需要同时处理多项任务，如果做好适当的安排，阿斯伯格人士是能够处理好这些任务的。

⊙应对策略：

·一步一步来，先从一个任务开始，然后增加第二个任务，如果可以，再增加第三个任务。

·任务的数量一次不要超过三个（通常来说两个是最理想的）。

·尽量确定一个能同时处理多项任务的例行程序。

> 在制定针对这一挑战的策略时，"就业工具箱"（第八章）中可以用到的工具有：制定规则，公式，锚定。

工作速度和效率

如果不能快速高效地工作，可能是受到了很多因素影响，比如缺乏专注力、完美主义、缺乏动力。明确造成这个问题的原因将会为你解决问题指引方向。

⊙应对策略：

·清楚地描述雇主对某项任务要求的完成速度和生产效率的期待。然后和你的阿斯伯格朋友一起设定现实可行的目标，使其达到有竞争力的水平。

一起做一个图表，记录每天的生产效率。这种视觉展示可以让阿斯伯格人士看到进步，并激发他们的积极性。

·一旦阿斯伯格人士取得进步，就设置一个更具挑战性的目标。例如，如果雇主的期待是在一小时内打包5个箱子，那么设定一个目标：第一周每小时打包3个箱子，第二周打包4个，第三周打包5个，这将有助于阿斯伯格人士在合理的时间要求内完成目标。你必须根据你的阿斯伯格朋友的实际情况来设定时间要求，并将雇主可以接受的合理学习曲线考虑在内，做好平衡。

·制定一个数值介于1到5之间的速度量表和准确度量表。使用这些量表来帮助求职者评估每个任务的完成要求。例如，邮寄东西的任务可能需要速度为4，准确度为5，而粉碎文件需要的速度为5，准确度为1。

·设置目标可以帮助阿斯伯格人士提高工作速度和效率。设定可达到的目标有助于阿斯伯格人士提高自信。

> 在制定针对这一挑战的策略时，"就业工具箱"（第八章）中可以用到的工具有：量表，镜映，公式，锚定，第三方的赞扬。

组织能力

并非每一个阿斯伯格人士都能高效地组织工作，有些人在这方面可能需要帮助。

⊙应对策略：
下面是十种可以提高组织能力的方法：

1. 建立常规。

2. 使用清单。

3. 提前准备。

4. 创建任务列表。

5. 物归其所。

6. 给东西标上日期，贴上标签或颜色代码。

7. 设置一个合理的（有竞争力的）时间表并严格执行。

8. 把任务分解成可操作的具体事项。

9. 保持一个有序的工作空间。

10. 建立一个优先级列表（或者找人帮忙）。

　　在制定针对这一挑战的策略时，"就业工具箱"（第八章）中可以用到的工具有：角色扮演，制定规则，镜映，公式，锚定。

运动技能

阿斯伯格人士在运动协调方面有一些困难。他们可能会表现得很笨拙，很容易撞到东西，在写作方面或执行其他精细运动任务时会遇到困难。

⊙应对策略：

· 如果精细运动技能是一个问题，那就尽量少安排需要这种技能的工作。

· 帮助阿斯伯格人士更了解环境，让他向前看而不是看地面，提醒他可能会碰到人或东西，了解哪些区域更拥挤，需要他注意。

· 鼓励阿斯伯格人士慢慢来。

　　在制定针对这一挑战的策略时，"就业工具箱"（第八章）中可以用到的工具有：制定规则，公式，锚定，口头反馈。

个性特征

态度

改变一个人的态度是非常困难的。只有阿斯伯格人士自己可以改变自己的态度。然而，他人可以采取一些措施，促使他做出积极的改变。

⊙应对策略：

· 尽可能给阿斯伯格人士积极的反馈。

· 鼓励他们要自信。

· 通过分配给他们擅长的任务来培养他们的自信。

· 给予建设性的反馈时既要温和又要有同理心。

· 当你赞美他们时要明确说出来，因为他们可能自己感受不到。

· 帮助你的阿斯伯格朋友意识到消极的态度将如何影响取得工作的成就。

　　在制定针对这一挑战的策略时，"就业工具箱"（第八章）中可以用到的工具有：角色扮演，锚定，第三方的赞扬，口头反馈。

积极性

就像态度一样，想要激励一个没有动力的人充满动力，也是非常困难的。只有他自己才能决定是否被激励。话虽然这么说，确定缺乏积极性的原因是很重要的，这样就可以知道你是否能提供帮助。

缺乏积极性看起来像懒惰。阿斯伯格人士经常被指责为懒惰，但这通常不是他不积极的原因。如果你发现你的阿斯伯格朋友缺乏积极性，下面是一些需要进一步调查的问题：

· 他是否缺乏自信和自尊？

· 他是否有抑郁症？

· 他是否对任务缺乏兴趣或感到厌倦？

· 他是否害怕成功或害怕失败，或害怕别人对他有很高的期待？

一旦发现了缺乏积极性的根本原因，你就可以着手制定策略来解决它。

⊙应对策略：

· 为阿斯伯格人士的成功奠定基础，选择他们能做好的工作和任务。良好的体验对建立自尊有很大的帮助，体验过成功的人更可能有动力继续做某件事。

· 为了避免无聊，要分配一些不同的任务。阿斯伯格人士往往只愿意去做他们感兴趣的事。如果感到无聊，他们通常会停止工作。让任务有趣些，将有助于他们保持积极性。

· 给予诚实和正面的反馈。记住，阿斯伯格人士可能对批评非常敏感。强调他们的优势，并指导他们在其他方面提高。如果他们觉得你对他们的表现满意，他们的积极性可能会更高。

> 在制定针对这一挑战的策略时，"就业工具箱"（第八章）中可以用到的工具有：角色扮演，第三方的赞扬，口头反馈。

独立性

阿斯伯格人士需要学会独立工作，雇主才会有信心让他们留下来。这可能需要很长的时间，但必须要这样做，只有这样才能让他们更有竞争力。

⊙应对策略：

分配任务之后，不要马上离开，要确保阿斯伯格人士清楚完成任务的步骤，再慢慢地抽身出来。对不同的人，这一过程所需要的时间也不同，一般在 5 到 30 分钟之间。再回来检查一下，确保他在工作且做得不错。可以把独立工作的时间延长至两个小时。

作为补充策略，你应该鼓励阿斯伯格人士在遇到困难时主动求助。如果他们无所事事，等着别人发现他们闲了下来，这将会影响他们的效率和进步。要让他们知道，他们可以寻求帮助。

在制定针对这一挑战的策略时，"就业工具箱"（第八章）中可以用到的工具有：制定规则，镜映，公式，第三方的赞扬，口头反馈。

守时性

守时性对阿斯伯格人士来说可能是个问题，对雇主来说也绝对是个问题。对于迟到现象，雇主的忍耐力是有限的，迟到的次数多了，他们就会生气，而当雇主生气时，工作可能就危险了。

⊙应对策略：

· 与你的阿斯伯格朋友一起制定明确的时间表。要考虑到路上花费的时间和交通状况，以及工作的前期准备时间。

· 要确定阿斯伯格员工上班迟到的原因，并设法解决问题。比如把闹钟调早一点，早点出门，或者早点睡觉，等等。

· 一起创建一个检查表，帮助阿斯伯格人士遵守时间表或日常常规。

· 明确对按时到岗的要求和达不到要求的后果。在这方面，一定要说到做到。如果你清晰、公正、始终如一，阿斯伯格人士就可以克服这个挑战。

在制定针对这一挑战的策略时，"就业工具箱"（第八章）中可以用到的工具有：制定规则，镜映，公式，第三方的赞扬。

总结

· 考虑哪些挑战是最棘手的，哪些是雇主最看重的，哪些是你的阿斯伯格朋友能够改变的，以此作为确定挑战轻重缓急的依据。

· 使用策略指南来帮助你制定策略，但一定要因材施教，以满足阿斯伯格人士的学习风格和个性。

· 将策略与四大支柱教学法（第七章）相结合。

· 利用就业工具箱来定制和改变策略（第八章）。

第三部分

愿景

第十一章　职业方向公式

　　每一个人都可以做出贡献，只要在他们长大成人的过程中让他们知道自己可以。

　　如果没有电、电话、电脑或眼镜，你的生活会是什么样子？许多发明的灵感都来自兴趣爱好。热爱给我们的社会带来了很多奇妙的贡献，就像刚才提到的发明。如果花时间去发掘潜力，你很有可能把自己的兴趣转变成一种职业。

　　阿斯伯格人士具备为社会做出贡献的能力。事实上，许多阿斯伯格人士有不同寻常的兴趣爱好，有时甚至痴迷专注在这些兴趣上，这可能正是帮助他们在工作上找到适合自己位置的东西。虽然并不是所有的兴趣爱好都是开启事业大门的钥匙，但令人惊讶的是，它们往往能够为你指明正确的方向。重要的是，你帮你的阿斯伯格朋友充分开发其市场潜力之前，不要低估他的爱好的价值。托尼的故事就充分证明了这一点。

　　托尼喜欢钓鱼。事实上，托尼是一位钓鱼专家。作为一名阿斯伯格人士，这份热爱驱使着他去了解关于鱼的一切，这并不奇怪。17岁时，托尼开始用飞蝇钩钓鱼。一开始，他模仿在当地渔具店看到的人工拟饵自己也做了一个。过了一段时间，他认为凭借自己对当地鱼类的广泛了解，他可以设计出比当地渔具店里更好、更有效的飞蝇钩。他开始试验，并用自己设计的钓饵钓到了当地的鳟鱼。他带着自己特制的飞蝇钩在小溪里钓到比当地的渔民还要多的鱼。这当然引起了一些渔民的注意，他们很好奇，想知道他的秘密。托尼拿出自制的飞蝇钩给渔民们看。在小溪边他做成了第一笔买卖。

　　没过多久，托尼就在当地的钓鱼圈子里赢得了不错的名声。有人请他开讲座，教别人如何制作飞蝇钩，有关他的报道上了商业杂志，当地的钓具商店也开始销售他设计的飞蝇钩。一个季度里托尼靠这种飞蝇钩赚了1.2万美元。这还不包括他通过做讲座赚的钱，而他的业务才刚刚起步。谁能想到托尼钓鱼的兴趣能转变为他谋生的手段呢？尽管托尼一开始怀疑自己是否能通过这种方式获得收入，但他成功把自己的兴趣变成了职业。现在，托尼每天不是在钓鱼，就是在做飞蝇钩。

并不是每个阿斯伯格人士的兴趣、迷恋或痴迷之处都会有市场。有些人可能没有特殊的兴趣，或者他们可能缺乏必要的技能把兴趣或痴迷发展成职业。这并不意味着他们不能在职场上取得成功。为阿斯伯格人士确定职业方向需要策略、想象力和研究。如果一个人在进入就业市场之前能够有进一步的技能培训，也可以确定他的潜力是什么。

我设计了一个公式，其中包含了为你的阿斯伯格朋友确定现实可行的工作所需的所有步骤。如果你遵循这个公式，就可以有针对性地列出阿斯伯格人士擅长和喜欢的工作。你还可以确定阿斯伯格人士在特定工作的哪些特定领域需要特殊关照。这对之后的求职是很有价值的。潜在的雇主需要提前了解雇用一名阿斯伯格员工有哪些要注意的事项。你也要做好给雇主提供适当的策略和支持的准备。

花时间为阿斯伯格人士确定最匹配的工作，这对于长期、有意义的就业至关重要。

指引职业生涯方向的三步公式

如果你遵循这个三步职业方向公式，为阿斯伯格人士找到一份最适合的工作并不难。这个公式将依赖于你在第九章的"整体评估"一节中收集的信息。如果你还没有做整体评估，可能会影响职业方向的准确性。重要的是，你不要猜测求职者的技能，因为这可能会对他的就业造成破坏性的影响。毕竟，就业关乎个人的前途未来，不是闹着玩的，不能跟着感觉走。如果你是家长，并且相信自己已经足够了解孩子了，你可能会决定在不进行整体评估的情况下使用职业方向公式。不过，有一点需要提醒：在竞争激烈的工作环境中进行的"整体评估"得出的结论，通常与在家里观察到的结果不同。如果你选择依靠以家长视角收集的信息，而不是像"整体评估"中那样通过雇主的眼睛观察，可能会发现"职业方向公式"的结果并不准确。

虽然职业方向公式不能保证100%的完美匹配，但它会大大增加找到可行的、现实的工作的概率。利用职业方向公式，系统地创建一个工作列表，然后根据你所收集的信息，排除那些不可行的工作，剩下的就是那些可行的、你的阿斯伯格朋友或亲属擅长和喜欢的工作。

寻找适合阿斯伯格人士的工作是一个需要努力的过程。尽管捷径可能很诱人，但它的结果不一定好。花时间准确地评估并建立技能基础，这将为阿斯伯格人士在工作中取得成功奠定基础。这样做，你会对结果更加满意，你的阿斯伯格朋友也会受益匪浅，因为学习是一个不断进行的过程，也是一种成长。

职业方向公式的三个步骤分别是：
· 考察特殊的兴趣、专注和痴迷的内容
· 让热爱发挥作用
· 工作可行性清单

第一步：考察特殊的兴趣、专注和痴迷的内容

天宝·格兰丁博士是牲畜处理设备的设计和建造专家，也是科罗拉多州立大学的动物科学副教授。她为世界各地的牲畜农场做了设施设计。北美几乎一半的牛肉加工都要用到她为肉类加工厂设计的曲线装载溜槽。她有关于食草动物行为原则的著作有助于肉类加工过程中减轻牲畜的压力。她还开发了一个客观的评分系统，用于评估动物在肉类加工厂的处理情况。许多大公司正在使用她的评分系统来改善动物福利。

格兰丁博士有高功能孤独症，在她五岁的时候，她就幻想有一个可以通过施加压力让人放松的机械装置。在她 18 岁的时候，她造出了这个装置，并叫它拥抱机。这台机器可以轻轻挤压人身体的大部分部位，达到放松、减轻焦虑的效果。她的高中科学老师利用她对农场里用于固定牲畜的挤压槽的兴趣来激励她学习心理学和动物科学，并鼓励她研究为什么拥抱机能起到放松的作用。格兰丁博士将自己的兴趣开创为事业。

由于格兰丁博士的独特贡献，世界变得更加美好，更不要说因为她的工作，动物福利工作得到了很大的进步。

阿斯伯格人士常常会有特殊的兴趣、专注和痴迷的内容。我们要认识到他们的潜力，充分发挥他们的优势。如果借此激励阿斯伯格人士扩大其知识基础并不断成长，他们的这些特殊兴趣可能会间接甚至直接地导向一个职业。

如果太过痴迷怎么办?

有些情况下，如果固着、迷恋或痴迷过于极端，实际上会干扰到工作。这是值得注意的，因为当这种情况发生时，它将对每个相关的人产生反作用。这一点在南希身上得到了证明，她是一位痴迷于鞋子的年轻女士。当然，你可能会认为这是一件好事，对她而言，在鞋店工作可能是一个显而易见的合适的工作。错了！南希对鞋子太痴迷了，她会长时间盯着鞋子看，不停地问关于鞋子的问题，总是想试穿鞋子。她也会询问陌生人他们在哪里买的鞋子，鞋子的尺码是多少。当然，除了对鞋子的痴迷，还有更多的挑战需要解决，但你应该可以明白我的意思。南希沉迷于鞋子，就业辅导员甚至希望她距离鞋店越远越好。在这种情形下，你需要运用你的判断力。如果你能想出一些与这种痴迷有关，但又不会妨碍到工作表现的事情，那就让他去做吧。你希望他能够有动力，有兴趣，但前提是他能够完成工作。

职业方向公式的第一步是考察阿斯伯格人士的兴趣、固着和痴迷。你可以和阿斯伯格人士一起详细列出他的每一个兴趣、专注点、迷恋或痴迷的内容。不要遗漏任何东西。在这个过程中，一切都很重要，因为你永远不知道它会导向什么。无论大小，也无论多么荒诞或离谱。把你能想到的一切都列在清单上。之后你可以酌情修改这份清单。

兴趣清单

杰里米 24 岁，他是一位阿斯伯格人士，功能水平在孤独症谱系中属于中等。他有高中文凭，在大学学过 8 个月的旅游专业课程，但因为觉得课程太有挑战性而退学。下面是他列出来的兴趣清单。

表 11.1 兴趣清单

火车	机场	地图	电影
卡车	飞机	地理	电脑游戏
地铁	汽车	旅行	电子游戏
地面电车	摩托车	公交车	情景喜剧

你的阿斯伯格朋友的清单可能会比较短，也可能会很长，要尽可能细化。例如，如果阿斯伯格人士对交通感兴趣，就像上表中那样，要罗列出他感兴趣的每一种交通方式。

如果没有明显的兴趣、痴迷或专注的内容怎么办?

有些阿斯伯格人士没有任何明显的兴趣、痴迷或专注的内容。如果是这样的话,那么你所能做的就是根据这个人在整体评估部分(第九章)中的优势,列出一个看起来合理的工作清单。有兴趣、痴迷和专注内容的好处就在于,这些可能会激发求职者的积极性。如果没有明显的兴趣爱好,你就只能依靠观察了,但这个公式仍然有效。

第二步:让兴趣发挥作用

职业方向公式的第二步是从你刚刚创建的兴趣列表中推断出好点子。这样是为了帮助你和你的朋友或亲属找到他感兴趣的工作,并扩大选择范围。例如,如果一个人喜爱棒球,他可能无法成为一名棒球运动员,但在体育场工作可能是个合适的选择。在这个过程的后期,你就可以确定阿斯伯格人士是否具备胜任这份工作的技能或潜力。目前的重点是扩大选择范围。

你可以通过一个练习开始推断的过程。我将之称为"头脑拉伸",用这个词指代人们常说的"头脑风暴",这是一种拉伸而不是风暴的过程,因为你实际上是在扩展想象力,锻炼创造力。根据上面你们共同创建的兴趣清单,列出与阿斯伯格人士的迷恋、痴迷或特殊兴趣有关联的工作(见表11.2)。放纵一下你的想象,想到什么就写下什么。没有什么是太疯狂或荒谬的。你可能会发现自己偏离了正题,没有关系。例如,看到"火车"这个词,人们可能会想到"公共交通",通过"头脑拉伸",这可能会帮你联想到一大堆工作。要考虑你的阿斯伯格朋友的能力,是技术高超还是刚刚合格。虽然建议你不要局限在这些工作上,但是在进行"头脑拉伸"时,你要考虑到实际情况。

邀请其他人参与到"头脑拉伸"活动中来有助于产生好点子,要享受这个过程。我在办公室开过很多团队会议,让我的员工参与到头脑拉伸活动中。在这个过程中,大家都很开心,想出了各种各样的好点子。你可能会发现在不同的列表中会有重复的工作或点子。这种重叠很好,因为这意味着主题正在形成,再接再厉,围绕兴趣清单上的每一项内容进行这样的头脑拉伸。如果你不知道某一种工作的名字,那就编一个,例如"发传单的人"或

"建网站的人"。这样做的目的是拓展可能性，而不仅限于那些显而易见的工作。之后你还可以对列表进行微调。

一旦围绕兴趣清单上的每一项都进行了"头脑拉伸"（如表 11.2 所示），接着就要排除掉那些对阿斯伯格人士来说遥不可及的工作。例如，如果他没有完成高中学业，而且已经 30 岁了，那么无论他多么渴望成为一名宇航员，都不太可能成功。

表 11.2　头脑拉伸练习

火车	机场	地图	电影
公共交通： 地铁司机 公交车司机 服务台工作人员售票员	**旅行社：** 导游 后勤文员 网上售票代理	制作地球仪的工厂 装配工人 机器操作员	售票员
卡车司机 向火车运送货物	售票员	印刷工人	收银员
检票员	空乘人员	城市规划师	小卖部服务员
工程师	空中交通指挥员	导游	引座员
搬运工人	地面交通指挥员	公共交通（列在火车下面）	**音像商店：** 经理 货架理货员 收银员 发货员／收货员
行李搬运工	安检员	美术设计师	清洁工
失物招领员	摆渡车司机		当地报纸的影评人
售票员	问讯处服务员		
问讯处服务员	行李搬运工		
维修员	清洁工		
清洁工	维修员		
火车终点站： 清洁员 安检员	快递员		

回到前面提到的杰里米的例子，他有高中文凭，并且对重返大学没有兴趣。因此，对他而言，我们要删除那些要求相当高的教育水平的工作，保留那些可能会提供在职培训或学徒培训的工作，因为杰里米已经表达了对于这种学习的兴趣（见表 11.3）。

表 11.3　工作筛选

火车	机场	地图	电影
公共交通： 地铁司机 公交车司机 服务台工作人员售票员	旅行社： ~~导游~~ 后勤文员 ~~网上售票代理~~	制作地球仪的工厂 ~~装配工大~~ ~~机器操作员~~	售票员
卡车司机 向火车运送货物	~~售票员~~	印刷工	收银员
~~检票员~~	~~空乘人员~~	~~城市规划师~~	~~小卖部服务员~~
~~工程师~~	~~空中交通指挥员~~	导游	~~引座员~~
~~搬运工大~~	~~地面交通指挥员~~	公共交通（列在火车下面）	音像商店： 经理 货架理货员 收银员 发货员/收货员
~~行李搬运工~~	~~安检员~~	~~美术设计师~~	~~清洁工~~
失物招领员	摆渡车司机		~~当地报纸的影评人~~
售票员	~~问讯处服务员~~		
~~问讯处服务员~~	~~行李搬运工~~		
~~维修员~~	清洁工		
清洁工	~~维修员~~		
火车终点站： 清洁员 安检员	~~快递员~~		

确认

现在再和你的阿斯伯格朋友确认一下，清单上有什么工作内容是他不喜欢或厌恶的吗？如果有的话，现在是时候把它从清单上去掉了，但要保留原来的清单，以防你以后想回头再看一下。

在杰里米的例子中，他对成为清洁工完全不感兴趣，也对在工厂工作不感兴趣。他没有驾照，但当一名公交车、火车或地铁司机的想法对他很有吸引力。他说他对修理东西不感兴趣，希望把维修工作拿掉。杰里米还解释说，他不想和食物或钱打交道，所以任何与此相关的工作都被删除了。杰里米读大学时学过旅游，但是他不想在旅游业工作，所以他想把跟旅行社有关的工作也去掉。

尊重阿斯伯格人士本人的意愿是至关重要的。这归根结底是别人的生活和选择，虽然你可以提供建议和意见，但是你要明白，你的建议有时会有时不会改变阿斯伯格人士的意愿。

进一步缩小范围

还有一个你需要考虑的因素，它可能会缩减你的清单范围。环境条件会影响求职者是否适合一份工作。在这方面，请参考第九章整体评估中有关环境的内容。从中你将知道阿斯伯格人士能忍受什么，并相应地调整你的清单。

以杰里米为例，虽然他喜欢和人交谈，但他不喜欢人群。他不介意偶尔在外面工作，但也不想要一份"户外"的工作。他可以忍受中等的噪音，没有明显的恐惧症。他不喜欢搬重的东西，但如果绝对必要的话，他也能做。他希望避免那些涉及搬运重物的工作。因此，这时就需要删除那些主要在户外做的工作，以及那些涉及人群和搬运重物的工作。

在删除了那些不感兴趣或不符合环境条件的工作之后，杰里米的工作清单是这样的：

- 火车站、汽车站或机场的安检员；
- 卡车／公交车／摆渡车／火车／地铁司机；
- 印刷工；
- 在音像商店做货架理货员／发货员／收货员；
- 在电影院做引座员／收银员／售票员。

调查研究

第二步有一个极其重要的部分。清单上可能有一些你不太熟悉或需要了解更多的工作。你和你的阿斯伯格朋友都需要做些功课。最方便和有效的方法之一是在互联网上查找职位描述。如果这样行不通，或者你不能上网，可以在商业杂志、图书馆中找到相关信息，或者给相关公司打电话，让运营经理或人力资源部门的人给你介绍那份工作具体需要做什么。随着收集到的信息越来越多，你可能会发现列表上的一些工作对你的阿斯伯格朋友或亲属来说变得不那么有趣了。在这种情况下，你可以将它们从列表中删除。名单上只留有他感兴趣的工作。这些工作是否可行将在职业方向公式的第三步，也是最后一步来决定。

第三步：工作可行性表格

职业方向公式的最后一步是工作可行性表格（见表 11.4 和 11.5）。这张表格将展示你的阿斯伯格朋友是否具备在特定工作中有竞争力的技能。通过完成这个表格，你将很容易确定：

· 立即可行的工作或职业选择；

· 需要支持才能具备竞争力的工作；

· 在求职前需要进一步技能培训的工作；

· 不可行的工作。

技能水平可以按照 1～4 分评定等级如下：

    1 分 = 没有（不需要或没有技能）

    2 分 = 最低（需要或拥有最低限度的技能）

    3 分 = 中等（需要或拥有中等技能）

    4 分 = 强大（需要或拥有强大的技能基础）

    T = 需要进一步测试 [1]

---

[1]   原注：总有一些技能需要你进一步测试，或者无法在评估中观察到。在这种情况下，用字母"T"来做出标记。

表 11.4 工作可行性表格 1

技能水平

1 = 无   2 = 最低   3 = 中等   4 = 强大   T = 需要进一步测试

技能清单	一号工作安检员	求职者	提供训练和支持
	能胜任工作的最低要求	杰里米现在的技能水平	通过帮助杰里米能够达到的技能水平
教育	2	3	3
特殊训练	3	T	3
经验	2	1	2
常识知识	2	1	2
电脑技能	2	3	3
安全意识	4	2	4
速度	3	3	3
准确性	4	4	4
粗大动作	4	4	4
精细动作	3	3	3
社交互动	3	3	3
书面交流	3	3	3
口头交流	3	3	3
组织能力	3	4	4
时间管理	4	2	2.5
多任务	2	2	2
判断力	3	2	3
决策力	3	2	3
积极性	3	2	3
专注度	3	3	3
独立性	4	4	4
灵活性	3	3	3
分析能力	3	4	4
与人互动的能力	3	3	3
总分	72	64	74.5
是否匹配	是		

表 11.5 工作可行性表格 2

技能水平

1 = 无　　2 = 最低　　3 = 中等　　4 = 强大　　T = 需要进一步测试

技能清单	二号工作卡车司机	求职者	提供训练和支持
	能胜任工作的最低要求	杰里米现在的技能水平	通过帮助杰里米能够达到的技能水平
教育	3	3	3
特殊训练	4	T	T
经验	3	1	2
知识	3	T	T
电脑技能	1	3	3
安全意识	4	2	4
速度	3	3	3
准确性	4	4	4
粗大动作	4	4	4
精细动作	3	3	3
社交互动	2	3	3
书面交流	3	3	3
口头交流	3	3	3
组织能力	3	4	4
时间管理	4	2	3.5
多任务	4	2	3
判断力	4	2	3
决策力	4	2	3.5
积极性	3	2	3
专注度	4	3	4
独立性	4	4	4
灵活性	3	3	3
分析能力	2	4	4
与人互动的能力	2	3	3
总计	77	63	73
是否匹配	提供训练和支持		

使用图表时，在表格顶端的"工作"一栏写下一个工作选择。使用工作栏左侧的技能列表，对一个人能胜任这份工作所需的技能水平进行评级。如果你还没有这样做，你可能需要做一些调查来了解这份工作的要求。例如，簿记员需要有很强的计算机技能，而档案员只需要有中等的计算机操作技能。当你不确定他的技能水平时，要么进行进一步的研究，要么，如果你觉得合适，使用你的最佳判断。你可以在网上找到相关职位描述。当评估任何特定工作所需的技能时，这些都是非常有用的。

在表格最上边的"求职者"一列下面，写上你的阿斯伯格朋友或亲属的名字。同样，使用表格最左边的技能列表，评估求职者当前的技能水平。因为你已经在第九章中进行了整体评估，可能已经收集到这些信息了。

在表格的最上面，在"提供培训和支持"一列下面，再写一遍你阿斯伯格朋友的名字。现在你将对你的阿斯伯格朋友的技能水平进行评估，预测一下如果给予适当的支持，比如工作指导或在职培训，他可能实际达到的技能水平。根据工作要求、雇主和候选人的需要，这种支持可能持续几天，也可能长达几个月。虽然你是在用自己的判断来评估你的阿斯伯格朋友在获得支持的情况下会获得什么技能，但你的判断建立在整体评估的基础之上。评估中获得的经验能够帮助你确定阿斯伯格朋友在某一特定技能类别中能够取得多大的进步。

最后，计算每一列的总数，并把数字填在最下方。这两个总数之间的差距不能超过 10 个点，这种情况下评估的工作才能被认为是和求职者相匹配的。例如，在表 11.4 中，求职者这一栏的总数是 64，安检员工作这一栏的总数是 72，前者与后者之间的差距不超过 10 个点，这表示说这份工作与求职者是匹配的、合适的。

根据这个公式，杰里米的技能与卡车司机这份工作之间总分的差距超过了 10 个点，所以这份工作是不可行、不匹配的。然而，借助训练和支持，这个差距可以缩小到 10 个点之内。这意味着，如果杰里米想要从事这份工作，并愿意接受培训，卡车司机这一工作也可以成为一个选择。

获得最终批准

一旦你列出了可行的工作匹配名单，就可以和你的阿斯伯格朋友进行讨论了，在此之前还没有积极参与这个过程也没关系。一起看一遍这份清单，谈谈每一份工作，工作地点在哪里，涉及什么工作内容（职位描述在这里很有用），以及为什么你认为这份工作是可行的 / 和他很匹配。你的阿斯伯格朋友有最终决定权。如果一份工作不被他接受，那就把它从清单上删除。你可以提供你的建议和意见，但最终这是他的选择。即使你强烈地建议某份工作应该被保留，也要尊重阿斯伯格人士本人的决定，将其放在一边。如果有必要，你可以在以后的某个时间重新查看工作清单。

短名单

最后，你得按优先顺序排列清单上的工作。与求职者一起决定这些工作的优先级。换句话说，找出对求职者来说哪个工作是最理想的，哪个工作是最不理想的。你可以根据对当地就业市场的调查，向阿斯伯格朋友建议哪些工作最有可能应聘成功，但最终还是要由阿斯伯格人士本人做决定。如果清单上有很多工作，可以选择排行靠前的三到五个。如果超过了五个，职位搜索的范围就会过于分散。你得把职位搜索的重点放在优先级最高的工作上，如果因为某些原因，没有搜索到结果，那就考虑下面的工作。

适合阿斯伯格人士的职业

由于自身的特质，阿斯伯格人士会比其他人更能胜任某一类型的工作。但是对他们来说，那些涉及大量判断、快速决策、多任务处理、需要人际交往和社会技能水平高以及压力大的工作并不合适。遗憾的是，这将排除很多类型的职业。例如，管理岗位对阿斯伯格人士来说非常具有挑战性，因为这需要人际交往能力、决策和判断能力，而且通常压力比较大。此外，大多数管理者也是非常优秀的多任务处理者。人力资源职位通常不适合阿斯伯格人士，健康行业的许多职位也不适合，除非是技术人员。有些阿斯伯格人士与孩子相处得非常好，他们也可以成为优秀的老师。不过，通常来讲，教师工作对阿斯伯格人士来说并不是很合适，因为它对社交、判断、组织和多任务处理能力有较高的要求。对于阿斯伯格人士来说，教学设计和开发课程的工作可能是更合适的选择。

阿斯伯格人士所擅长的工作往往是那些可以充分发挥他们优势的工作。

需要进行逻辑分析的工作都是不错的选择，如会计或簿记、工程、统计和研究。那些重视注重细节和技术的工作也很好，如计算机编程，软件设计和测试。对于一些阿斯伯格人士来说，重复性高或结构性强的工作最合适。这些工作领域包括物流、包装、流水线、收发室和档案室人员。有一些阿斯伯格人士非常有创造力，在平面和网页设计、音乐、建筑和电脑动画等工作中表现很出色。

表 11.6 职业列表

会计师	工程师 **	办公室文员 *
保险精算师	平面设计师	包装工 *
听觉矫正专家 *	医疗信息技术员 *	装修油漆工
汽车维修技术员和机械师 *	问讯处人员 *	药剂师 *
行李搬运工	保险承保人	摄影师
动画设计师	盘存员	钢琴调音师
计算机和信息科学家 **	清洁工 *	调研员
计算机动画师	记者	保安
计算机软件 / 应用软件 /	实验员 *	货架理货员
系统软件工程师 *	环卫工人 *	统计师
计算机支持专家 *	图书管理员	出租车司机 *
计算机系统分析员 *	机械师 *	技术支持专员 **
文字编辑	保养维修工人 *	技术文档撰写人
数据录入员 *	建筑物或工厂维修工	技术员 **
数据库管理员 *	制图师	远程通信线路安装和修理工 *
桌面排版员	市场调查分析师 *	模具钳工
宠物美容师	机修工	卡车司机 *
宠物训练师	机械设计师 *	兽医助理和实验室动物管理员 *
绘图师 **	病例管理技师 *	兽医技术员
经济师	医学科学家 *	网站设计师
电工 *	作曲家	

* 到 2010 年增长高于平均水平的职业

**涵盖各种适合阿斯伯格人士的专业职业

  表 11.6 是一个适合阿斯伯格人士的职业清单，也许能帮你开阔思路。当然，什么样的工作适合阿斯伯格人士取决于他的技能水平、教育水平和兴

趣点，当然，还要综合考虑他个人面临的挑战和环境偏好。人力市场一直在变化。它受到经济、通货膨胀、人口统计（为确定消费者市场而进行的人口研究）和供求关系的严重影响。这些影响人力市场的要素我们将会在第十三章进行更详细的讨论。这里我将列出可能有发展前景的职业。

你的工作 / 职业目标清单：

1. _____

2. _____

3. _____

4. _____

5. _____

总结

·不要贪图方便抄近道。在制定职业方向公式之前，要做好功课。

·每一种兴趣、专注和迷恋的内容都有可能导向一种有市场价值的技能和职业方向。不管它有多么模糊或不同寻常，都不要置之不理。它可能会变成别人都想不到的东西。

·尽可能让兴趣发挥作用。

·利用互联网作为搜索工具来寻找职位描述。

·你的评价和评估要现实一些，从雇主的角度来看待求职的阿斯伯格人士。

·在选择职业发展方向时，最终发言权在求职者本人。

第十二章　面试、求职信和简历

在得到一份工作前要经历多少次面试？需要多少次就多少次！

并没有一个固定不变的公式来规定找一份工作要经过多少次面试。有些人只需要一次，而有些人可能需要二十几次甚至更多。很遗憾，你并不能完全掌控面试的结果。每个雇主都有选择他认为某个工作最适合的求职者的权利。你唯一能做的就是帮助求职的阿斯伯格人士做好尽可能充分的准备，鼓励他从经验中学习成长，并在整个面试过程中给予足够的支持。

帮助阿斯伯格人士准备面试需要全神贯注的努力。你不能随便问几个模拟问题，然后就置之不顾，让他看自己的造化。为了更有效地帮助阿斯伯格人士，你需要采取一种系统性的方法进行教授。为了帮助阿斯伯格人士准备面试，本章将会为你提供包含五个步骤的方法。

你如何在书面上推销求职者和求职者如何在面试中推销自己几乎一样重要。很多阿斯伯格人士都没有稳定工作的经历，这给写简历增加了难度。本章会帮你解决一些在写作简历和求职信时的常见问题。

面试的准备工作

准备好面试是做好工作准备的一部分。对大多数阿斯伯格人士来说，这并不是与生俱来的技能。为了帮到你的朋友或亲属，你需要了解在面试中会遇到的典型挑战，以及如何帮助他们克服这些挑战。一旦了解了求职者可能面临的挑战，你就可以按照我的五步法来帮助他获得成功的面试。阿斯伯格人士在面试中面临的8个主要挑战如下：

·自我展示	·礼貌问候	·焦虑
·回答问题	·自我推销	·态度
·肢体语言	·结束面试	

自我展示

第一印象非常重要。据说，人们在见到一个人的前三十秒内就会对这个人做出判断。这就是为什么自我展示会如此重要。对于阿斯伯格求职者来说，这可能更重要，因为他们必须克服人们对他们障碍的误解和担忧。专业的自我展示就是为自己的成功做准备。如果一个人衣衫褴褛、衣冠不整地出现在面试现场，那么在面试开始之前就有可能给人留下不好的第一印象。

在自我展示这方面，许多阿斯伯格人士都需要帮助。下面的展示指南将帮助你和他们确保在面试中穿着得体，给他人留下比较好的第一印象。我建议你与你的朋友或亲属一起来看一遍。

展示指南——穿什么？

在准备面试之前，先和阿斯伯格人士商量一下面试时穿什么合适。以下是一些建议：

> 男士：商务休闲装
>
> · 正装长裤。
> · 如果外面很冷的话，穿一件有领的衬衫或一件漂亮的毛衣。
> · 皮带必须与鞋子颜色一致，如棕色鞋子＋棕色皮带，黑色鞋子＋黑色皮带。
> · 穿深色的袜子。
> · 要穿正装鞋，不要穿跑鞋或靴子。
> · 穿一件普通的户外夹克，但要确保它看起来整齐干净。

> 男士：商务正式装
>
> · 深蓝色或黑色套装。
> · 漂亮干净的领带，颜色适中，不要太花哨。
> · 皮带的颜色必须与鞋子的颜色一致，如棕色鞋子＋棕色皮带，黑色鞋子＋黑色皮带。
> · 一定要穿深色袜子，黑色或海军蓝是最好的。
> · 要穿正装鞋，不要穿跑鞋或靴子。
> · 穿一件外观良好的正装外套或风衣。

女士：商务休闲和正式装

· 穿裤子或裙子（如果正装的话也可以穿套装）。

· 漂亮的上衣。

· 皮带的颜色必须与鞋子的颜色一致，如棕色鞋子 + 棕色皮带，黑色鞋子 + 黑色皮带。

· 袜子搭配裤子，或者用肉色尼龙袜搭配裙子。

· 正装鞋，不要穿跑鞋或靴子。

· 一件整齐、干净的普通户外夹克。在正式的面试中，外穿正装或风衣是最合适的。

个人卫生：

· 确保头发干净整洁。

· 确保牙齿洁净，没有任何残渍。

· 指甲应该修剪干净。

· 口气清新，刷牙通常可以做到这一点，但用漱口水漱口也是一个好主意。

· 鞋子要干净。

· 衣服要熨烫，不能起皱。

· 衣服要干净，不能有污渍或异味。

礼貌问候

对有些阿斯伯格人士来说，向人礼貌问候也是一项挑战，因为他们经常不知道该说什么，可能会感到难堪。这会让他们感到焦虑和紧张，因为他们不知道别人期望他们做什么。

如果他们从未被教过如何以礼貌的方式问候别人，那你就不应该指望他们知道。

下面是礼貌问候的四个步骤，阿斯伯格人士可以练习来改善自己的问候方式。

· 眼神接触

· 握手

· 想想自己要说什么

· 问候

眼神接触

在西方文化中，眼神接触是非常重要的。对面试官来说，它能透露一个人是否诚实和自信，是否值得信任。许多阿斯伯格人士很难和别人进行并保持眼神交流。他们经常说眼神接触会让他们感觉太私人化和不舒服。尽管如此，眼神交流是面试官所期待的。

如果阿斯伯格人士对眼神交流感到不舒服，那么你首先需要解释清楚为什么对面试官来说眼神交流很重要。眼神交流所传递的信息，或是缺乏眼神交流，都将会影响面试官对求职者的印象。

有一种能够应对缺少眼神交流的困境的方法，那就是让求职者看着面试官的额头。这听起来可能有点奇怪，但如果有人看着你的额头，你就能明白，你真的很难分辨他是否在看你的眼睛。对于很难做眼神交流的阿斯伯格人士来说，这算是个小窍门。不过这也需要练习，因为要想记住这一点，也是需要花一些工夫的。

握手

握手这项礼仪的传统历史悠久。在 16、17 世纪和 18 世纪初，用握手来表明手里没有携带武器，进而表示和平协议的缔结或商业交易的达成。甚至夫妻在吵架之后也会握手言和。据说，是贵格会教徒使得握手变得流行起来。他们选择了握手，而不是用更夸张的举止，如鞠躬、亲吻和脱帽。

今天，握手在商业和社交问候中都很常见。研究表明，握手会影响人们对一个人的看法。为了使握手最有效，握手应该是坚定、自信和友好的。我的客户中约 90% 的人不知道如何正确地或自信地握手。

为了教阿斯伯格人士自信有力地握手，必须首先解释为什么需要握手：

握手是给面试官留下第一印象的重要部分之一。如果在握手时不用力气，他们会认为你不自信，可能无法胜任工作。如果用力过猛，你可能会弄疼他们。

然后需要一步一步地指导阿斯伯格人士如何正确握手：

· 在大多数情况下，人们一般都是用右手握手的。

· 在握手时，你的大拇指和食指之间的皮肤需要紧挨对方手的相同位置。

·将你的手指坚定地扣在对方的手上，当然动作要温柔。

·上下摇动三次。如果你这方面有困难，就让对方来完成，这样也是可以的。

接下来，还需要帮助阿斯伯格人士学会如何组织语言进行问候，其中包括自我介绍和向面试官致意。在大多数面试情况下，问候是站着完成的。

根据阿斯伯格人士的适应程度，可以采用如下的问候语。如果他很适应，我会让问候内容多扩展一些。例如：

·简单问候："您好，很高兴认识您。"

·基本问候："您好，我是杰森。很高兴见到您。"

·扩展问候："您好，您一定是奥斯汀小姐吧。我是杰森，很高兴见到您。"

最后，和阿斯伯格人士多练习几次问候，确保他能轻松处理把整个问候流程一气呵成。

> 问候流程：
> 1. 刚见面时要和面试官有眼神交流。
> 2. 站起来问候。
> 3. 在问候的整个过程保持眼神接触。
> 4. 伸出你的手去和面试官握手。
> 5. 在握手时，说："您好，很高兴见到您。"

焦虑

在面试时，每个人都会感到紧张或焦虑，这是很自然的。求职者可能会变得非常焦虑，这没关系，因为面试官能理解求职者有一定程度的紧张。然而，你仍然需要在面试前解决你的阿斯伯格朋友的焦虑和紧张问题，并提供一些策略来帮助他保持冷静。例如：

·如果面试时阿斯伯格人士非常紧张和焦虑，那最好说服他告诉面试官他很紧张。面试官会同情和理解的，因为大多数人对此都有体会。

·教阿斯伯格人士深呼吸。用鼻子吸气，并憋气二到三秒钟，再用嘴呼出。呼吸将氧气输送到大脑，有助于人们放松，使思维更清晰。

·如果阿斯伯格人士没有理解或是没有听清楚面试官的问题，教他去请面试官重复一遍或用另一种方式提问。

回答问题

确实有一些阿斯伯格人士在求职面试时表现得非常出色。他们对答如流，充满魅力，但并不是每一个阿斯伯格人士都能做到这一点。通常情况下，他们在面试中会很难熬。做好准备和反复实践是必要的。

面试官提问题、面试者回答问题，在此过程中面试者要能表现出自己的能力和潜力。如果面试者不能很好回答，面试官就很难了解面试者知道什么，或者有能力做什么。

阿斯伯格人士通常不擅长在面试中回答问题。他们很容易感到困惑或者无法理解问题。如果这些问题是复合的，是一系列的问题，那么他们就更难做出回答了。在这种情况下，阿斯伯格人士可能会不知道应该先回答哪个问题，或者不记得最初的问题是什么。有些阿斯伯格人士不理解某些面试问题，因为问题要么很抽象，要么用词不当，这使得他们很难做出回应。

面试官在面试中最常问的问题有五种：关于资格、经历和观点的问题、看起来和工作不相关的问题和关于行为的问题。了解面试中可能会出现的问题类型将有助于面试者做好回答这些问题的准备。

关于资格的问题

"你在学校的成绩如何？"和"你在某公司干了多久？"问这些问题的目的是获得求职者的背景。

关于经历的问题

"你在那个职位上的职责是什么？"和"你在那门课上学到了什么？"这些问题的目的是获得求职者写在简历之外的信息。

关于观点的问题

"你的优点和缺点是什么？"和"在这种情况下你会怎么做？"问这类问题探究的是求职者如何应对不同情况。

看起来和工作不相关的问题

"你最喜欢什么颜色？为什么？"和"一个电话亭能容纳多少人？"这些看似没什么意义的问题让面试者无法提前准备答案，可以考查他的自发思考能力。阿斯伯格人士会觉得这些问题无聊且毫无意义。

关于行为的问题

"你能举一个你如何处理冲突的具体例子吗？"或者"你完成那份工作的步骤是什么？"对于阿斯伯格人士来说，这可能是最具挑战性的问题，它旨在根据过去的行为预测未来的反应。

在面试中，大多数面试官都会问前四类问题。然而，工作的层级越高，面试问题就可能越复杂。例如，面试专业岗位的求职者可能会遇到一些关于行为的问题，越来越多的公司选择使用这种类型的面试问题，是决定未来结果的最可靠的指标。

下面是一些在面试中经常被问到的问题，可以和你的阿斯伯格朋友或亲人演练一下。

为了了解面试者，面试官可能会先问一些一般的问题，例如：

· 如果你可以自由选择，你会选择什么工作？为什么？

· 你有什么爱好？

· 你有哪些缺点？

· 告诉我你做过的最好和最差的工作。

· 你如何接受有建设性的批评？

面试官有时也会想了解面试者的工作经历和找新工作的原因，可能问以下问题：

· 你失业多久了？

· 你离开上一份工作之后做了什么？

· 关于上一份工作，你最喜欢和最不喜欢的部分是什么？

· 在你的上一份工作中，有多少工作是你独立完成的？

· 在你的上一份工作中，有多少是团队合作完成的？

· 你喜欢独立工作还是团队合作？

· 你在过去的工作中遇到过哪些问题？

· 你是如何解决这些问题的？

为了了解面试者未来的计划和申请这份工作的动机，面试官可能会问以下问题：

· 你为什么想在这里工作？

· 你觉得自己在这份工作上可能会遇到什么困难？

· 你愿意晚上或周末加班吗？你愿意倒班吗？

有时面试官会问一些开放式或语意模糊的问题。如果没有事先准备的话，这些问题对阿斯伯格人士来说可能很难回答。让求职者做好回答以下问题的准备：

· 请介绍一下你自己。

· 你觉得自己做这份工作是大材小用吗？你希望从这份工作中得到什么？

虽然第一次面试时可能不会提到钱的问题，但最终还是会讨论到。以下是一些与薪酬有关的问题：

· 你有什么经济上的要求？

· 你能接受的最低工资是多少？

· 你希望什么样的薪酬？

举例子

应聘大多数初级工作时，虽然面试官很少问有关行为方面的问题，但他们会问一些需要通过举例说明的问题。对于阿斯伯格人士来说，在面试中最难做的事情之一就是举例子。他们很难从过去的经历中筛选出合适的例子来证明自己的观点。举例子在面试中肯定会用到的。面试官想要了解应聘者对已经发生的事情是如何反应或处理的，这样才能判断这个人是否能够胜任当前的职位。

因为这对许多阿斯伯格人士来说是一个挑战，你需要帮助他们提前准备。和阿斯伯格人士坐下来详细讨论过去的工作经历，可以用下面的问题作为引导，选择你认为适合求职者的问题。"举例说明……"

· 你如何适应困难的情况？

· 你如何容忍与自己不同的观点？

· 你如何在紧迫的期限内完成一个项目？

· 你如何面对一个生气的顾客或同事？

· 你如何接受同事的建设性批评？

· 你如何处理与同事之间的难题？

· 你如何做一个重要的决定？

· 你如何说服团队成员按照你的方式做事？

· 你如何对任务的不同内容进行优先排序？

· 你如何解决一个难题？

· 你如何在重压之下工作？

· 你如何灵活安排时间？

自我推销

对面试者来说，面试的目的之一就是推销自己。如果你在帮助求职者找工作，那么在进入面试阶段之前，你可能已经为他做了很多推销工作。但是到了面试阶段，如何推销自己就取决于他本人了。毕竟，决定是否雇用求职者的是雇主，而不是你。最终达成协议的将是求职者本人。

以下是一些帮助求职者在面试中推销自己的技巧：

· 列出自己所有的优势。

· 记住上条中的优势列表，确保每一个优点都在面试中提到。

· 面试时保持微笑。

· 和面试官保持眼神交流。

· 回答问题时身体稍微前倾。

· 阿斯伯格人士通常非常擅长表演。求职者可以选择一个擅长面试的榜样，并在面试过程中（在合理的范围内）模仿他。

态度

面试官希望能找到一个有积极态度的人。阿斯伯格人士有时会显得傲慢或不屑。在面试时，这可能会成为一个问题。如果你还没有和求职者讨论过这个问题，那么你现在就需要努力确保他不要表现出糟糕的态度。

应对这一挑战的一个好方法就是设置一系列模拟面试。在第一场模拟面试期间，不做任何打断，最后给出你的反馈。在随后的面试中，当求职者表现出傲慢、不屑或态度问题时，马上停下来。用角色扮演的方式向求职者展示你刚才所看到的，让他能看到自己的行为。讨论当他这样做时其他人的感受，然后角色扮演求职者表达自己的不同方式。

要坚持练习。没有什么比一个态度不好的人更让面试官反感了。

肢体语言

阿斯伯格人士不仅很难理解他人的肢体语言等非语言线索，而且他们也很难准确地模仿他人的肢体语言。他们通过非语言方式表达出来的并不一定是他们真实的感受。这在面试中是有问题的，因为可能会给面试官传达错误的信息。

在帮助阿斯伯格人士在面试中表现出积极的肢体语言这一方面，第八章中提到的镜映非常有用。这是任何人都可以使用的绝佳工具，尤其是那些难以建立融洽人际关系的人。

结束面试

结束面试对任何人来说都可能是尴尬的时刻，对于一个有社交障碍的人来说，他可能为此会极度的焦虑。最好的办法就是告诉求职者在面试结束时应该做些什么，并列出一些要点，例如：

·表达对职位的兴趣并感谢面试官提供面试机会。

·索要名片或其他东西，确保自己知道面试官的名字、头衔和地址，这样就可以发送感谢信了。确保感谢信在面试后 24 小时内送达。

·询问面试官什么时候能得到面试结果，或者什么时候能够进行后续询问。

成功面试的五个步骤

为了让阿斯伯格人士更容易准备面试，我把这些技能分成了五个易于操作的步骤，并为他们设计了个性化的练习。成功面试的这五个步骤分别是：

第一步：认识你自己；

第二步：认识公司；

第三步：微笑并表现出积极的态度；

第四步：建立融洽的关系；

第五步：推销你的优点。

第一步：认识你自己

·列出你的技能和优点。

·在上条所列的清单上的每一项旁边，想出一个例子，说明你使用了某个技能或展现出某个优点，并说出它是如何使情况变得更好的。

·记住你写在简历上的东西。

第二步：认识公司

·你必须熟悉这个职位和公司，这样你才能证明自己为什么会成为一名高效的员工。阅读他们发表的文献，并查看该公司的网站。

·如果可以的话，提前了解面试官的情况，例如，他的名字、头衔和职位，这样你就可以在面试中使用这些信息。

第三步：微笑并表现出积极的态度。

· 第一印象真的很重要，你只有 30 秒的时间来留下积极的印象。

· 穿着得体，打扮得体。注意一些细节，比如修剪和清洁指甲、刷牙。

· 对雇主来说，你的态度实际上比你的技能更重要。雇主宁愿要一个技术水平较低但有良好的态度和动力去学习和努力工作的人，也不会要一个技术高超但态度不好的人。

第四步：建立融洽的关系

"融洽"意味着与某人建立联系。在面试中，这种联系必须尽快建立。

· 使用镜映这个工具来帮助你与面试官建立联系。

· 与不同的人一起练习你的面试技巧，以适应面对不同性格类型的面试官。

第五步：推销自己的优点

在第一步，你的阿斯伯格朋友列出了自己的优势，现在你要利用它们。

· 把至少提一次自己的优点作为面试的一个目标。

· 举例说明求职者在第一步中提出的例子，说明他在过去的工作中如何运用了自己的优势。要想让面试官知道求职者的优点，唯一的方法就是本人来告诉他们，所以一定要告诉他们！

求职者在面试中的权利

根据法律，有些问题是不能在面试中问的。每个国家都有自己的人权法。明智的做法是了解自己国家的相关法律，并据此给阿斯伯格人士提供建议。以下是一些面试中可以保密的信息：

· 祖先，出生地；

· 性，性取向，婚姻状况，家庭状况；

· 年龄；

· 种族，肤色；

· 宗教，信仰；

· 残疾。

面试小贴士

· 提前挑选好面试时穿的衣服，熨好挂在衣橱里，这样在短时间内就能做好准备。

・在面试时，无论男女，只有两种可以接受的坐姿：双脚平放在地面上，或者一条腿在膝盖上交叉放在另一条腿上。确保你坐的时候背部挺直，不要瘫坐在椅子上。坐直这种姿势会告诉面试官，你在认真聆听，对与面试官交谈感兴趣。

・把简历放在公文包或信封里，直到你在面试室就座。在每个人都坐下来之后，如果在此之前面试官还没有拿到你的简历，这时可以亲手把简历交给他。

披露信息

如何披露个人的残疾以及何时这样做，这是需要解决的重要问题。法律规定，没有人有义务披露自己有残障，然而，这样做可能会带来很大的好处。这是应聘者本人需要做出的决定。当我和我的阿斯伯格客户谈论这个问题时，我要确保他们清楚地知道披露自己残障的好处和坏处。与他们讨论披露策略也很重要，包括何时披露和披露什么。

我强烈认为，一个人应该在找工作的过程中尽早披露自己有残障。有些阿斯伯格人士对此很难接受。他们担心，如果他们暴露了自己的残障，他们将得不到这份工作。我反驳道："如果雇主因为你有残障而不雇用你，你应该为这个雇主工作吗？当你在遇到问题的时候才告诉他们你有残障，他们会理解和体谅你吗？"关键是，如果一个雇主在完全知情的情况下依然决定雇用一个残障人士，这其实是一种声明，表示他们愿意支持残障人士的就业。这就为求职者长期的成功就业奠定了基础。

有些阿斯伯格人士坚持不透露他们的残疾，这是他们自己的决定。然而，他们迟早会打电话说，他们的工作岌岌可危，希望有人能介入，看看是否能挽救局面。到了这个阶段，雇主通常会感到被欺骗了。在这种情况发生后，就很难挽回工作。在这种情况下，雇主经常表示，如果他早知道实情，公司可能仍然会雇用这个人，但事情就不会发展到这一步。

如果阿斯伯格人士坚持不透露他的残障，就限制了你在帮他找工作的过程中所能提供的支持。毕竟，你该如何告诉潜在雇主你为什么会代表另一个成年人打电话呢？如果没有合理的解释，这会被认为很奇怪。雇主不会理解为什么这个人不自己打电话。在这种情况下，你只能让阿斯伯格人士自己去找工作。

信息披露的选择

表 12.1 概述了在求职过程的不同阶段披露残障的优点、缺点和可能出现的问题。

表 12.1　信息披露的选择

披露阶段	优势	劣势	可能面临的问题
1. 工作申请阶段：在简历中写明	诚实让人心安；难度较低 / 可以让雇主决定残障是否是一个问题。	可能会取消你的资格，失去展示自己和能力的机会，而且没法追溯。	如果在一开始就披露残障问题，可能会让你更难找到工作，但这样做也会让之后的找工作流程中不再出现残障相关的问题。
2. 面试时	诚实让人心安；有机会简短、正面、面对面地回答关于残障的具体问题。不太会出现面对面的歧视。	迫使你用一种清晰、无威胁的方式去讨论残障问题。过于强调问题，可能导致你的能力无法得到客观的评估。	谈论到自己的残障问题时你会有什么样的感受？这些是可能面临的困难，但你可以提前做好准备。
3. 面试后（得到一份工作但还没有正式开始工作时）	诚实让人心安；如果披露自己的信息改变了公司的招聘决定，并且你确信残障不会影响到你的工作能力时，可以诉诸法律。	雇主可能会觉得你应该在被雇佣之前就告诉他。人事部门可能会不信任你。	根据工作的具体需要，诚实地评估残障状况。如何解释残障不会影响你的工作能力，包括工作安全。
4. 刚开始进入工作时	有机会在披露之前证明自己的工作能力。让你能在工作中回答同事有关残障的问题。如果信息披露影响了你的工作状态，且这种情况不影响你的工作能力或工作安全，你会受到法律保护。	工作中会紧张。雇主可能会指控你伪造求职材料。可能会影响和同事的互动。	你等待披露的时间越久，事情就越难办。你可能会很难确定应该向谁披露这个情况。
5. 在工作出现问题后	有机会在此之前证明自己的工作能力。	雇主可能会指控你伪造求职材料。增加人们对残障的误解。	如果同事感觉你对他们不诚实，他们会很受伤，重建信任是一件很困难的事情。

本表内容基于 Aase 和 Smith 为明尼苏达大学残障服务的职业发展课程（1989）创建。

披露脚本

我相信阿斯伯格人士应该了解自身的残障是什么，以及它如何影响生活。他们也应该能够向那些从未听说过阿斯伯格综合征的普通人做出解释。如果他们能够以一种明智和开放的方式谈论自己，这将平息人们的恐惧，消除误会。

谈论阿斯伯格综合征需要一些努力。如果阿斯伯格员工自己还不知道这是什么，就需要先去了解。他们可能需要支持才能做到这一点。在这方面，互联网是一个很好的资源。一旦他们对阿斯伯格综合征有了基本的了解，就需要确定它是如何影响到个人的。最后，他们还需要能够确定在工作中得到什么支持，并提出要求。基于这些信息，他们可以编写一个内容丰富、个性化的披露脚本。

以下是一个阿斯伯格人士编写的脚本的示例。

表 12.2　披露脚本示例

阿斯伯格综合征概述 　　阿斯伯格综合征是一种由大脑神经发育异常引起的疾病。它不会影响智力，会对人的沟通能力产生影响，因为我们并不总是能理解说话的"要点"。阿斯伯格人士在理解非语言信息方面有困难，比如肢体语言和面部表情。我们倾向于用合乎逻辑的方式思考，经常按字面意思理解事情。 **阿斯伯格综合征对我的影响** 　　作为一名阿斯伯格员工，我的优势是擅长运用逻辑，我有学习语言和技术代码的天赋。我是一个优秀的分析型思考者。当我需要非常详细的信息时，阿斯伯格综合征的特质让我对主题高度关注，使我能专心研究某个问题。诚实和正直也是阿斯伯格人士的固有特征。这些都是我引以为傲的品质。 **帮助我提高效率的事情** 　　我在组织工作上有困难，需要帮助才能制定日常时间表，以及分解任务的优先级。我需要人们清楚地告诉我，他们希望工作如何完成，何时完成，以及工作中什么是重要的，什么是无关紧要的。如果没有正确理解要求，我有时会在工作不重要的地方花费太多时间，所以我需要一个主要的联系人确保我在正确的轨道上。定期的持续反馈可以帮助我保持专注，并给我机会，改进可能存在的不足之处。

准备简历和求职信

阿斯伯格人士在准备简历时遇到的挑战包括如何描述工作空窗期，如何充实简历内容，以及如何披露自己作为阿斯伯格人士的身份。对这些以及更多内容本节将展开探讨。首先是简历写作的基础知识。

求职者写简历的原因是因为它是求职的一个主要工具。简历是展现求职者工作经历和优点的一个营销手段或者说是推广文本。一份好的简历应该不只是书写求职者的工作经历，还需要反映出求职者的个人能力。它应该讲述这个人所取得的成就，他在过去是如何表现的，他负责什么；它应该帮助阅读者预测求职者将如何为公司做出贡献。

写作简历的第一步是确定职业目标。这一点在第十一章中的职业方向公式中已经介绍过。只要描述到位，有一个明确的目标并不会限制你的方向。要用六七个字来描述职业目标，例如，"想做数据录入员"。否则目标就会变得模糊，缺乏方向。如果求职者有几个职业目标，那么针对每个目标分别写一份简历。这将使简历内容更加清晰，更有针对性，便于雇主理解。

简历的风格

简历主要有两种类型，一种是按照时间顺序书写，另一种是按照功能书写。

按时间顺序书写的简历要以倒叙的方式列出工作经历和个人信息。这种简历很受雇主的青睐，因为它很容易理解，这种简历很适合那些长期在同一行业工作的求职者。

按照功能写作的简历要根据技能和成就将工作经历重新排序。这种简历很适合那些转行或工作经历有空白期的求职者。

阿斯伯格求职者最好能够将这两种类型的简历结合起来，因为通常他们的工作经历有限，或者很零星，并且缺乏工作经验。这种混合式的简历（参照表12.3）主要是功能性的，同时也有简短的以倒叙方式书写的工作经历介绍。先提供相关技能和成就，然后是工作经历。这种格式越来越受欢迎，许多阿斯伯格人士在求职时使用起来都很有效。

求职信

送出去的每一份简历都应当附有一张求职信。求职信是推销求职者的另一种手段。当寻找合适的工作时，求职信应该用求职者自己的角度来写，需要个人化一点。如果亲属或就业辅导员代替求职者提交简历，他可能已经和

表 12.3 混合式的简历示范

朗达·古德（求职者姓名）

格林隆大道 505-778 号（通信地址，联系方式）

纽约罗切斯特，12345（所在城市，邮编）

目标岗位： 全职行政支持岗位

微软办公软件及桌面排版证书

CPU 计算机学院 2002 年 8 月—2003 年 1 月

课程包括：MS Word 二级，MS Access 一级和二级，MS Excel 二级，MS PowerPoint 一级和二级，Outlook, 记账程序，办公程序，Photoshop, Illustrator, 和 Quark Xpress。

银行和金融服务证书

罗切斯特商学院 2001 年 2 月—2001 年 8 月

课程包括：客户服务代表，顾客服务代表功能，外汇和审计，投资消费和抵押信贷。

社会学学士

罗切斯特大学 1996 年 9 月—2001 年 5 月

专业课程：统计学、健康心理学和英文文学。

在商学院完成第二年的商学学士课程。

选修课：市场营销，财务与管理会计，MS Excel, 商业沟通。

获得荣誉：商业沟通考试成绩一等。

工作经历

会计员（个体经营）	2003 年 1 月—至今
市场调查代表（傍晚兼职工作）	
数据研究中心，罗切斯特	2002 年 6 月—2002 年 8 月
客户服务代表（合同工）	
美国银行，罗切斯特	2001 年 10 月—2002 年 2 月
电话销售专员	
超低频俱乐部，罗切斯特	2000 年 1 月—2000 年 6 月

志愿者经历

所得税报税表准备	
中部地区社区中心	2001 年 8 月—2001 年 9 月
普通劳工	
艾因·哈霍雷什农场	2001 年 8 月—2001 年 9 月

表 12.4　求职信示范

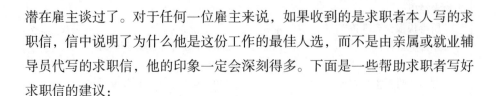

（寄件人地址信息）
约瑟夫·雅各布斯
罗兹大街 123 号
温切斯特，NC 12345

（收件人地址信息）
玛莎·吉诺维斯夫人
COVER to COVER 书商
专员路 123 号
温切斯特，NC12345

亲爱的吉诺维斯夫人，

　　我非常兴奋地将简历发送给您，因为我认为自己很适合周二时您和阿伯丁小姐谈到的职位。

　　你想为仓库招聘一位有经验的拣货员／包装工，而我曾在一家出版社做了一年的拣货员／包装工，有充足的工作经验。我准时上班，认真对待工作，因为我对细节的专注和工作的投入，去年公司的员工圣诞晚宴上，我被授予了"最佳新员工"的称号。遗憾的是，这家公司在今年夏天被收购了，我和其他几名员工一起被解雇了。

　　我明白，对于雇主来说，找到一个有职业道德的好员工是多么重要。我的同事们都很喜欢我，我的上司也愿意给我写推荐信。我想您会发现我是一名优秀的员工，并且具备成为贵公司宝贵资产的潜质。

　　阿伯丁小姐下周初会打电话跟您跟进这封求职信的后续情况，我期待着能在不久的将来见到您本人！

　　此致
　　敬礼！

　　约瑟夫·雅各布斯
　　附件：个人简历

潜在雇主谈过了。对于任何一位雇主来说，如果收到的是求职者本人写的求职信，信中说明了为什么他是这份工作的最佳人选，而不是由亲属或就业辅导员代写的求职信，他的印象一定会深刻得多。下面是一些帮助求职者写好求职信的建议：

·一定要检查语法和拼写错误。

·个人化一点，把它寄给负责招聘的人。要正式，并使用诸如先生、夫人、女士、博士、小姐等敬称。

·尽量用自然的、对话式的风格来写这封信，来反映你的个性。

·调查该公司，并在信中表明你对该公司有所了解。要让雇主知道你选择他们公司是有特定原因的，而不是随意选择的。

表 12.4 就是一封求职信的示例，求职者可以从中学习如何呈现自己。

关于简历的常见问题

1. 如果求职者在他想要从事的领域没有相关工作经历怎么办？

雇主希望看到求职者有相关工作经历。如果求职者在目标工作方面经历有限或没有经历，那么他需要弥补。这可以通过从事无薪工作来获得。你可以帮助安排求职者为雇主兼职或临时工作，以学习如何工作和获得更多经验。写进简历里的工作时间不必太长。

2. 如果求职者的个人经历中有很多空白期，或者有一连串的短期工作经历，该怎么办？

在简历上尽量不要留下空白，但同时你也不应该捏造工作经历。尽量用真实经历来填补这些空白。例如，如果求职者曾经为邻居修剪草坪和耙落叶，就可以在简历上这样写：

·1998—2001 年，保养草坪

如果求职者在家里学习可能与他的特殊兴趣有关的新技能，就可以这样写：

·1996—1997 年，自学计算机编程、互联网、操作系统。

从雇主的角度来看，简历上有许多短期工作并不好看，因为它反映了一种不稳定性。解决这个问题的一个好方法是将短期工作分类。例如：

·1998—2000 年，收发货：Karem 包装公司、Gigi 批发公司、The Open Book 出版社、R4U 包装公司。

·2001—2003 年，办公室助理：约翰逊计算机系统公司、ABB 管理公司、交锋焊接公司。

你也可以放弃一些非常短暂和不太重要的工作，而且做这些工作也没能让求职者学到重要的技能。

3. 应聘者的工作经历应该向前追溯多久？

求职者的工作经历向前追溯 10 年可能已经足够了。

4. 列出自己的兴趣爱好好不好？

你只需要写一些与求职目标相关的或者雇主会认为与工作相关的兴趣爱好。例如，电脑游戏与计算机行业和图像 / 游戏设计行业的工作相关，但与办公室工作无关。

5. 简历应该是什么样子？

简历应该呈现在普通的 A4 白纸上，黑色字体，除非你要从事的是平面设计或其他与图像展示相关的行业（即使是这样，你依然是在冒险）。简历应该尽可能用激光打印机或好的喷墨打印机打印。简历上不要有求职者的照片。最好是当面给人留下第一印象。虽然说一幅图片胜过千言万语，但在这种情况下，你要选择词语，而不是让雇主在他的脑海中任意想象。

尽量不要折叠简历。把它放在一个大信封里，亲手交给雇主或邮寄出去。

6. 求职者如何在简历中展现合作和志愿者工作的经历？

任何工作经历都是珍贵的，都应该写在简历上。在简历上写一个可以反映情况的标题就可以了，例如"志愿者和合作工作经历"或者"无偿培训"。然后写下时间跨度，例如 2000–2003 年，并列出具体工作。

7. 求职者要在简历中披露自己的残障吗？

简短的回答是不要。这和不要把照片放在简历上是同样的原因。这样做有可能会让雇主在面试前就得出结论。你需要向雇主亲自解释情况。最好是当面，或者事先打电话。这将在第十三章中作为求职过程的一部分进行更详细的讨论。

总结

·在面试中，求职者只有一次机会留下好印象。一定要花时间帮求职者掌握有效的面试技巧，并让他在模拟面试中充分练习。

·帮助应聘者列出他能记住的优点和简历的内容。

·与各种各样的人进行模拟面试有助于使求职者适应不同个性的面试官和不同风格的面试。

·精心准备的问候语和握手对于打造良好的第一印象大有帮助。

·在开始找工作之前，确定一个披露策略。

·与求职者一起制定一份披露脚本，这样他就能做好准备以一种明智的方式谈论自己的优势和挑战。这样还可以减少他人的恐惧，消除误解。

·简历和求职信是求职时的重要工具。一定要花时间打造一份能真实反映求职者个人情况的优秀简历。

第十三章　找工作

有时候你必须要在墙上挖个洞，才能创造出机会之窗。

当我一开始为客户找工作时，我很害怕给陌生人打推销的电话，以至于把自己弄得很紧张，很焦虑。我感到很难为情，很忐忑别人会怎么接我的电话。我记得我把一只手放在电话听筒上有十分钟，盯着电话，直到我鼓起勇气用另一只手去拨打号码。当我终于开始拨打电话号码时，我的手始终拨最后一个数字。这就好像我的手有自己的思想，与我的大脑不相连接。

我开始思考如何让自己更轻松地拨打电话。我突然想到我应该和有关专家谈谈，征求一些建议。所以我开始向朋友和同事请教，问他们是否能教我如何给陌生人打电话。没过多久，我就被介绍给了许多从事招聘工作的人。他们很乐意和我坐下来讨论并提供建议。我从他们身上学到了很多，然后用我自己的方式付诸实践，而这个方法也会帮助你变得非常擅长找合适的工作。不要让这个过程吓倒你。我所有的秘密和技巧在这一章都可以找到。只要按部就班地遵循找工作的每一个步骤，自然水到渠成。这不是魔法，却很有效！但首先，我认为正确看待事情很重要。

劳动力市场和就业趋势

在过去的几十年里，西方经济体发生了巨大的变化，影响了劳动力市场。技术、消费者需求和新的工作场所政策、流程和期待的变化已经改变了雇主对员工的需求。这使得人们对工作的态度发生了转变。现在人们一生中做过很多份工作已经是很平常的事。当下新的趋势是，人们也希望可以改变职业。目前这代人平均会有五到七次职业转换。许多阿斯伯格人士和他们的家人对这种趋感到困惑。现如今，一个人找到的第一份工作不大可能是他五十年后退休时的工作。了解这一点对于我们的阿斯伯格朋友来说和其他人一样有用。

重要的是要明白，就业机会是由需求驱动的。公众的需求决定了劳动力市场的趋势。为了让公众获得所需的产品和服务，雇主需要雇用具有特定技能、知识和能力的人，而求职者要掌握雇主需要的本领。在过去的 20 年里，就业岗位从商品生产转向服务生产，预计这一趋势将继续下去。服务业是西方世界规模最大、增长最快的主要行业，到 2010 年时提供了数百万个新的工作岗位。为了让你更好地理解这一趋势，不妨这样说，未来美国经济新增就业岗位的五分之三都将来自于服务业。服务业包括金融、保险、房地产、政府、运输、通信、公用事业以及批发和零售业。认识到这一点很重要，因为人们只能在已存在的行业领域中寻找工作。对于阿斯伯格人士来说，在正确的领域中能够找到工作就已经很难了。

另一个影响劳动力市场的重要因素是人口结构的变化。人口趋势变得非常重要，特别是在第二次世界大战之后。出生率、生育率、预期寿命等因素对于劳动力市场有很大的影响。例如，婴儿潮一代（二战后一些国家的人口激增）将在未来几年继续工作。假定人们通常在 65 岁退休，1946 年出生的第一批婴儿潮一代会在 2011 年退休。然而，现在很多人在 50 岁到 58 岁的时候就退休了，我们从 1996 年开始就有了"退休的婴儿潮一代"。

庞大的老龄化和退休人口意味着更多的人在竞争"补充性"工作来增加收入。此外，许多这些类型的工作也吸引了残障人士，因为各种各样的原因，他们不能从事全职或事业驱动型的职位。25 岁到 44 岁之间的人口数量仍然很高，他们占据了大量的工作岗位。所有这些因素都会影响你的阿斯伯格朋友找工作的方式。事实上，这将影响所有进入劳动力市场的人的就业机会。此外，人口结构的变化也意味着对新商品和服务的需求不断变化。例如，在人口老龄化的情况下，处方药、非处方药和补品、卫生用品、旅行和休闲、家庭维护、长期医疗保险、退休和辅助生活社区、疗养院、家庭保健和葬礼服务等领域的需求将会增长。这些消费者需求会对经济产生多米诺骨牌效应，进而对劳动力市场产生影响，创造新的不同的就业机会。

社会观念和雇主需求的转变对阿斯伯格人士的就业机会产生了重大影响。首先，求职者需要准备好一生中可能会从事几份工作。为了获得理想的工作时间、感受工作的多样性和提高收入，他甚至可能需要同时从事一份以上的工作。其次，现在的工作需要具有更高的教育水平。在《2003 年美国职业手册》列出的 50 个收入最高的工作中，除了两个以外，其余都需要专科或本科学历。这两个例外分别是空中交通管制员和核反应堆操作员。因为阿斯伯格人士在应用常识方面可能有困难，拥有某种特定技能在今天比以往任何时候都更加重要。对于阿斯伯格人士来说，选择合适的高等教育或培训是至关重要的。例如，文科文凭或学位通常不能让阿斯伯格人士做好充分的就业准备，因为这些都依赖于个人应用经验和知识来获得新技能。对阿斯伯格人士来说，像合作项目、学徒制和应用型大学课程这样的实用教育形式是极好的，因为这些可以帮助他们为特定的工作做好准备，对阿斯伯格人士找工作非常重要。有了相关的实用技能，他们可以成为计算机技术人员、电工、簿记员、实验室技术人员和汽车机械师。有许多正在成长的行业可以为受过适当培训的阿斯伯格人士提供合适的工作。

普通就业市场

找工作的地方有普通就业市场和隐性就业市场。虽然人们主要是在隐性就业市场中寻找工作，但了解普通就业市场也很重要，因为在寻找合适的工作时它具有自身的价值。

普通就业市场是公开的，公众很容易看到。当开始找工作时，我们大多数人都会在当地的报纸上查看有哪些工作可供选择。我们也可能上网搜索，去招聘会或就业中心看招聘广告。这些都是普通人开始找工作时会去的地方。这被称为普通就业市场，因为每个人都在这里找工作。

当你开始找工作时，普通就业市场可以提供有价值的信息。如果你注意的话，你能在普通就业市场找到隐藏的工作信息。普通就业市场的"隐藏"价值在于它可以：

· 告诉你哪些公司在扩张和招人
· 告诉你哪些公司有机会平等的招募政策
· 展示当地的招募趋势

可以想象，这些信息对你找工作非常有用。人们可以借助很多信息找工作，让我们看看这些信息可以如何帮助你。

招聘广告

看看当地报纸的招聘和就业板块，看看有哪些类型的招聘广告。特别关注招聘趋势。也许你会注意到某家公司正在招聘很多人，这意味着他们可能正在扩张。即使该公司现在还没有发布适合阿斯伯格人士应聘的职位，之后也可能会有新的应聘职位出现。也许应该给他们打个电话。利用招聘信息来帮助你对公司进行调查和头脑风暴。

招聘会

参加招聘会是很好的经历，因为它让你走出去和雇主交谈。招聘会通常是由某个特定的行业举办的，所以这是一个让你与你的目标雇主见面的机会。一旦你们开始交谈，就很容易确定雇主是否愿意雇用阿斯伯格人士。这也可以让你有机会对他们介绍阿斯伯格综合征，看看他们是否有意接触阿斯伯格人士。招聘会是一个很好的地方，方便与潜在雇主建立联系，没有公布的内部信息。

互联网

互联网上的许多网站为求职者提供服务。在大多数求职网站上你都可以搜索你感兴趣的职位，找到潜在的目标公司，然后通过点击雇主链接让你做进一步的了解。一旦你进入了该公司的网站，你就可以对该公司进行调查。如果这家公司有企业或社会责任项目，要特别注意，看他们是否为政府做事，这是他们是否会招募残障人士的线索。互联网是一个神奇的工具，你可以用它来寻找合适的工作，不仅是因为可以在上面查找职位空缺，还会让你的调查更容易。

值得注意的是，普通就业市场的主要劣势是，阿斯伯格人士将与普通人竞争同一个职位。这是一个重大的劣势，因为即使你的阿斯伯格朋友可能被认为有竞争力，他很可能仍然需要一些支持才能满足工作要求。发布招聘广告的雇主通常是在寻找能够快速进入工作状态的员工。他们并不准备在工作场所提供特殊照顾，除非这样做对他们有好处，这通常会将阿斯伯格求职者与普通大众区别开来。我很遗憾地说，对于任何在普通就业市场找工作的残障人士来说，这通常是一种劣势。

这并不是指我从来没有通过这种方式帮助客户找到工作，因为我曾经做到过。不过，根据我的经验，这种情况并不经常发生。许多阿斯伯格人士在求职时犯的错误是不公开自己作为阿斯伯格人士的身份，因为他们担心得不到工作。也许这种策略一开始会让他们与竞争对手处于同一水平，但一旦被雇用，问题不可避免地会出现，然后他们不得不经常向心怀不满的雇主说明自己是阿斯伯格人士。这很快就会变成一场灾难。信息披露是求职过程中极其重要的一个方面，这在第十二章中已经提到过。

隐性就业市场

顾名思义，在隐性就业市场会存在没有发布招聘广告的工作机会。这些是雇主可能正在考虑招聘但还没有采取行动的，不确定去哪里招聘的，因为太忙而没有招聘的，或即将招聘但还没有准备好做决定的。雇主甚至可能通过个人的关系网积极寻找合适的人选。上述每一种情况都为阿斯伯格求职者提供了机会，但这些机会只能通过自我推销电话和关系网才能获得。本章会集中探讨如何在隐性就业市场中找到工作，因为在那里你最有可能找到适合阿斯伯格人士的工作。

信息包

在求职过程中，你会与行业的专业人士交谈。为了达到最佳效果，你需要以专业的方式接触他们，这意味着你要准备一套全面的信息包。从一开始就表明自己是认真的、高效的、专业的。这会给潜在雇主留下良好的第一印象！你的信息包内容包括：

· 你的求职简历；
· 关于阿斯伯格综合征的信息；
· 关于可运用的工作支持的信息。

求职简历

你已经在第十二章学习了如何准备一份让人印象深刻的简历。这将放在你的信息包中。简历纸绝对不能折叠，白纸黑字打印件，并且在上面不能有求职者的照片。规则也同样适用于在电脑上观看的电子简历。

关于阿斯伯格综合征的信息

雇主会想知道更多关于阿斯伯格综合征的信息，这是一个很好的机会，你可以提供比最初联系时更详细的信息。诀窍是保持信息的趣味性、真实性和易读性。尽量不要让信息过于学术化或太长。这些信息是要有启发性的，而不是令人生畏的。我喜欢在我的信息包里包括一份"给雇主的小贴士"，这样雇主就知道与阿斯伯格人士相处时应该怎么做。在准备这些材料时，通过写作消除对面试的恐惧也是一种方式。作为就业辅导人员，你可以定制一个列表，里面包含如何与阿斯伯格人士相处的具体方法。

可运用的工作支持

你需要把求职者和雇主在工作中可以获得的支持服务的信息放在一起。我总是会把我的公司信息和我们为每一位客户提供的支持服务的概要写进去。其中包括我们工作指导的细节、雇主教育、员工支持服务、电话支持服务和长期跟踪支持服务。

能够为雇用阿斯伯格员工提供激励的任何政府或私人项目也应该在信息包中列出。如果有一些表格需要雇主填写，你可能也要附上一份复印件，如果这些表格填写起来很困难或很耗时，你可能需要自己填写，然后把它放进在信息包里。这样一来，雇主只需要在决定雇用的文件上签字就行了。你要给雇主留下这样的印象：雇用一个阿斯伯格员工不会为公司造成麻烦。

最后，把这些材料装在一个大信封里，准备寄出。你也可以准备一份电子版的信息包，如果雇主更喜欢用电子邮件时使用。这两种方式都是可以采用的。

选择你的目标

在开始找工作之前，你要非常清楚自己的目标。你可能认为这个目标仅仅是一份工作，而不是真正的终极目标。然而，要达到最终目标可能还需要一些中间步骤。这取决于求职者的需要，他的目标可以是以下几种情况：

· 信息性面试[①]，了解更多关于公司或某一职位的信息；
· 为了获得一次没有报酬的工作经历，丰富自己的就业档案；
· 为了尝试一份工作，看雇主是否愿意雇用；
· 为了获得一份有报酬的工作。

下面让我们仔细看看这些目标中的每一个。

当阿斯伯格求职者在研究工作或职业规划时，信息性面试是一个很有帮

[①] 编注：信息性面试（information interview）是指求职者与目标公司工作人员之间的随意交谈。一般来说，这会是一个社交机会，帮助求职者从从业者那里了解更多关于特定工作和公司的信息。

助的目标。在第十一章，你和你的阿斯伯格朋友制定了职业方向公式。在可行性表格上，可能有一些工作你用 T 做了标记，这意味着在这些方面需要对阿斯伯格求职者做进一步的培训。信息性面试是一种很好的方式，可以了解做这份工作需要哪些培训，培训可能涉及哪些内容，一旦求职者接受了培训，做这份工作将会是什么样子。信息性面试就像是在没有入职承诺的情况下尝试一份工作。

无论是否是阿斯伯格人士，为了获得工作经验，没有报酬的工作经历都是有用的，甚至是必要的。这可能是因为他根本没有工作经验，或者在特定的目标领域没有经验。雇主喜欢雇用至少有一些工作经验的人。当他们考虑雇用一个残障人士，并可能被要求提供特殊照顾时，如果求职者有一些工作经验，雇主会更加放心。这表明求职者能胜任这份工作。无薪工作经历也有助于培养技能，丰富就业档案。

在找工作时，没有报酬的工作更容易找到。雇主不需要支付给求职者薪水，所以往往更愿意接受。如果你的阿斯伯格朋友需要这样的工作，你也要做好提供工作支持的准备。这种经历会给求职者带来积极的影响。你永远不会知道一份无薪工作会带来什么。虽然不应该有这样的期待，但很多时候，雇主会给从事无薪工作的求职者提供一个有薪水的职位。

工作试用是帮助合格的求职者实现工作过渡的好方法。和无报酬的工作经历一样，工作试用也是没有报酬的。然而，无报酬的工作经历和工作试用之间的区别在于结果。在工作试用中，如果一切顺利，雇主会给求职者提供一个带薪职位，这是提前商定好的。工作试用通常是在求职者符合条件，但需要更长的学习时间和更多的支持时进行的。它让阿斯伯格员工和雇主都有机会验证阿斯伯格员工真的从事这份工作是否可行。

从找工作的角度来看，这比直接去找有偿工作要容易得多，然而，你仍然是在要求雇主做出承诺。事实上，雇主可以"试用"雇员，这是很有吸引力的，但你需要注意，雇主是否会认真对待这件事，并愿意在试用期结束前做出有偿雇用的承诺。试用期不能超过四周，因为这段时间已经足以确定求职者是否有竞争力，他不应该长期免费工作。如果你能为雇主提供工资补贴，这是一个很好的时机。就我个人而言，我喜欢设置短期的工作试用，然后直接引入工资补贴。这通常是说服雇主做出承诺所需要的温和手段。

如果你的目标是工作面试，这暗示着求职者已经准备好从事一份有竞争力的工作了。这才是"真正的交易"，因为你正在阅读这本书，我怀疑这是你的最终目标。你仍然应该准备好提供工作支持，甚至如果可以的话就提供工资补贴。在上面列出来的目标中，直接寻求有偿工作是最难的，因为你从一开始就要求雇主做出承诺。人们每天都在以这种方式找到工作，对于你的阿斯伯格朋友来说，在你的帮助下，如果他本人也准备好了，没有理由不能这样做。

写下你的近期目标：

_____

找工作：第一步

在找工作时，第一个目标是获得与潜在雇主见面的机会。要做到这一点，你需要写一个脚本。脚本很重要，因为你需要事先知道该说什么，怎么说。有些人担心按照脚本说会听起来很假。然而，脚本真正巧妙的地方在于，你使用的次数越多，它听起来就越真实，越有说服力。这样你会让人觉得你对自己的工作很在行，这会给潜在的雇主留下深刻印象，给他们注入信心。它还能确保你不会遗漏应该说的东西，并在事后懊悔不已。

你自己的个人风格将在很大程度决定你如何呈现想要的效果。对我们中的许多人来说，推销并不是自然而然的事情，你甚至会发现自己对必须出售某些东西的想法感到非常不舒服，这正是你应该写脚本的原因。在你拨打电话之前，先写好脚本！

你所投射出来的形象就是别人对你的印象。

如果你真诚地想找到一份合适的工作，这会在你呈现自己的方式中体现出来。如果你表现出热情和正能量，人们会相信你对自己正在做的事情充满热情和活力。你所展现出来的能量是最能帮助你的销售工具。做你自己，做真实的自己。

以友好的方式开始你的脚本。这通常以"你好"或"你好，我的名字是……""我来自……"这样的问候开始，但实际情况比看起来要复杂一些。你开始脚本的方式可能会让接收者进入一种"哦，又是一个销售电话"的模式。所以一开始你要让对方知道你不卖任何东西。事实上，你什么都不卖，你只是在交换信息。下面是一些比较有用的开场白：

"您好！我叫盖尔·霍金斯，我来自'志必成'公司。不知您能否帮我一个忙？"

"您好，我叫盖尔·霍金斯，我专门从事阿斯伯格人士就业服务。也许您能帮我一个忙。"

"您好，我叫盖尔·霍金斯，我希望您可以帮我一个忙。"

然后直接说你为什么打电话。你打电话的原因当然包括你之前确定的目标。你要简短地说明你是代表谁打电话（如果你是为求职者打电话的话），然后说明你打电话的原因：

我代表我的朋友 / 客户 / 学生 / 儿子泰森打电话，他有阿斯伯格综合征，这是一种轻度的社交障碍。他正在寻找你们行业的无薪工作经历 / 工作试用 / 工作机会。

在如何结束脚本方面大多数人都做得有欠缺。有时我们会害怕要求我们想要的东西。我的观点是，如果你不去要求，那就别指望得到。此时你的目标是和雇主安排一次会面。所以你的脚本最后是请求有会面的机会。

我想约个时间拜访您，和您谈谈泰森的事情。您看什么时间合适？周中还是周末？上午还是下午？看您的时间。

诀窍是一次说完你的整个脚本，不要停顿，也不要让对方插话或回应。很多时候，你能当面和那个人交流，有时候可能需要预约。可能在这个时候会有一些反对意见。你可以这样做：

如果他们说："我现在太忙了。"

那么你可以回答："感谢您的宝贵时间，会面只需要20分钟，我可以在您方便的时间来。"

如果他们说："我们不招人。"

那么你就可以回答："没关系，我猜您在这个领域认识很多人。我只是想知道您认识的人中谁会有兴趣和我聊聊？如果您能为我提供任何建议或帮我推荐，我将不胜感激。这不会占用您太多时间。"

如果他们说："给我发一份简历，我来考虑一下。"

那么你就可以说："让我告诉您里面有什么内容。"或者"我现在就传真给您，然后马上给您回电话。"

请注意，我在这一阶段并没有详细介绍阿斯伯格综合征。我并不想让雇主感到压力，将他吓跑。同时，我又希望能提供足够的信息来吸引他。

一个完整的脚本示例

无薪工作经历：

您好！我叫盖尔·霍金斯，我来自"志必成"公司。不知道您能不能帮我个忙？我代表我的委托人泰森打这个电话，他有阿斯伯格综合征，这是一种轻度的社交障碍。我想帮助泰森有份无薪工作来丰富他的简历。我想和您谈谈泰森可以如何帮助贵公司。什么时候见面比较合适？周中还是周末？上午还是下午？看您的时间。

工作试用：

您好！我叫盖尔·霍金斯，我专门为阿斯伯格人士提供就业服务。也许您能帮我一个忙。我代表我的委托人泰森给您打电话。我在贵公司的网站上看到您是一个乐于平等地给每个人机会的雇主，所以想与您交谈一下泰森工作试用的事情。我知道您很忙，我现在就不多占用您的时间了。什么时候见面比较合适？周中还是周末？上午还是下午？您什么时间比较方便？

带薪工作：

您好！我叫盖尔·霍金斯，我希望您能帮我一个忙。我代表我的朋友泰森给您打电话，他有阿斯伯格综合征，这是一种轻度的社交障碍。我正在帮泰森在你们这个行业找一份工作。他有两年的工作经验，而且很有上进心。我想和您谈谈为什么雇用他是一个好主意，以及这如何能帮您省钱。什么时候见面比较合适？周中还是周末？上午还是下午？您什么时间比较方便？

找工作：第二步

恭喜！你已经得到了和雇主见面的机会。这是一个好消息，因为你离找到工作越来越近了。你或许会认为这次见面只是交流信息，而不是真正的面试。错了！雇主会对你和应聘者进行评估，这基本上和真正的面试是一样的。很多时候，这样的见面最终会变成一个工作机会。即使这次会面没有给你带来一份工作，它也可能会有助于你以后找到工作。

来参加会面时，要带上你的阿斯伯格朋友的简历和你的信息包。在面试前，和你的阿斯伯格朋友见面，复习一下面试技巧（详见本书第十二章）。重要的是在会面时你不要因为待得太久而不受欢迎，会面时间不要超过 30 分钟。事实上，让雇主知道你会留意时间是个好主意。这是一种尊重，也是一种专业的表现。

求职的第二步是如何准备并组织与潜在雇主的会面。在准备会面时，你可以使用与编写脚本时类似的策略。

在最初的会面中可以使用一些策略。你选择什么样的策略取决于阿斯伯格人士在求职过程中的参与度，以及在雇主面前的表现。你需要和你的阿斯伯格朋友讨论可能的策略，并确定他是否做好了足够的准备。这次会面的目的是获得一个正式的面试机会，所以你需要根据自己的判断来选择最适合每种情况的策略。有时雇主会表达出自己的偏好。在这种情况下，你最好顺应雇主的意愿。

1. 如果求职者在求职中表现非常积极，很有竞争力，并且愿意参与其中，我建议让他参加整个会面过程。

2. 如果求职者在参与方面存在困难，但表现尚可，我建议你安排他参加前半部分的会面，后半部分你单独与雇主见面。这就需要在会面前向求职者和雇主说明情况，并且他们都要同意，这样才不会出现尴尬局面。你想和雇主单独见面的原因是，雇主通常不愿意在求职者面前谈论自己的担忧。当求职者离开房间后，雇主就可以提出他的问题，从而更好地向前推进。

3. 最后一个策略是不带求职者去参加会议。这样做有优点，也有缺点。雇主很难想象阿斯伯格人士会是什么样子。他们可能会感到紧张或担心。与潜在的员工见面通常会让雇主安心并建立起一种私人关系。在这个阶段，雇主可能更愿意做出决定。另一方面，如果求职者没有做好准备，表现不佳，这可能会吓到雇主，让求职者感到压力大，不舒服。在这种情况下，雇主可能需要更多的信息，才能更确信雇用阿斯伯格人士是一个好主意。和雇主单独会面还可以让你了解这份工作及雇主和环境，以确定它是否合适，并且可以自由地和雇主谈论求职者，而不会让任何人感到不舒服。

和你的阿斯伯格朋友谈谈，一起决定第一次会面的最佳策略。

如果你的策略是让求职者参与会面，无论是全部参与，还是部分参与，你要让他在力所能及的、舒适的范围之内尽可能多地发挥主导作用。到这个阶段，求职者应该已经练习了如何问候，现在就要将其付诸实践了。第一印象就是最终印象，所以求职者尽量呈现出最佳表现。求职者应该穿着得体地参加会面，应该尽可能独立地回答问题，就像在常规面试中一样。在得到求职者允许的情况下，你可以填补一些空白或在必要的时候提示一些答案，但你绝对要给雇主留下这样的印象：求职者是一个有能力的人，即使他偶尔需要一点帮助。也不要越俎代庖。在雇主有机会见到或面试过你的阿斯伯格朋友之后，再详细说明你为什么在那里。根据你所选择的会面策略，这时候可以建议求职者在大厅等你。

对为什么要和雇主见面做出详细解释，以下是你需要注意的要点：

· 为什么求职者适合公司的这个职位。这时候你可以简单地谈谈你的阿斯伯格朋友的优点。如果他对该公司有特别的兴趣，这也是值得一提的。例如，你可以说："泰森一直想在美国银行工作。"这样说会让雇主觉得很开心，也很有趣。

· 分享你对该公司社会或企业责任项目的了解，并解释为什么你认为雇用这位求职者符合公司的文化或理念。

· 让雇主给你介绍一下公司，你要了解的是他们公司的工作类型、他们销售的产品或提供的服务，以及在招聘时对他们来说什么是重要的。

· 你可以问问雇主，该公司之前是否有雇用残障人士的经验，结果如何。

· 根据你提供的信息，雇主可能有哪些职位适合这个求职者。

· 短期工作的安排细节，如无薪工作或工作试用，包括每周工作多少小时或者工作多少周。

· 求职者需要的支持服务以及如何提供这些服务，包括职业指导和雇主的通融情况。

· 你能提供的任何激励具体的措施，比如税收减免或工资补贴。问问雇主对这些是否感兴趣。

· 如果你的目标是带薪工作，你应该讨论轮班、工时、起薪、穿着要求以及其他可能与工作有关的细节，比如安全的工作环境或健康要求、执照、许可证等。

在了解了你想要的具体细节之后，你要做好回答问题的准备。询问雇主是否有任何顾虑或问题。现在正是探讨和解决这些问题的好时机。读完这本书后，你将对如何帮助阿斯伯格人士、如何支持你的阿斯伯格朋友有非常深入的了解。你会发现你很容易就能回答雇主的问题或解开他的困惑。如果你有不确定的地方，告诉雇主你会尽快落实并给出答复。

结束展示

现在是时候直奔主题了。你向雇主提供了所有的细节，而且你很专业，彬彬有礼。没有理由会得到否定的回答，所以大胆地用最适合自己的方式问问题吧。

- "您有兴趣试用泰森吗？"
- "您现在对雇用泰森有什么想法吗？"
- "您愿意让泰森在贵公司进行为期四周的无薪实习吗？"
- "我什么时候能带泰森来见您？"
- "泰森什么时候可以开始实习？"
- "您希望如何进行？"

问题越直接，你得到的答复就越直接。雇主可能已经准备好当场做出承诺，也可能需要一些时间来考虑，或者与公司里的其他人讨论一下。如果雇主需要时间来做出决定，请尝试询问什么时候你可以获得答复。

- "我可以几天后打电话询问您的决定吗？"
- "您需要多长时间来决定？"
- "您会在下周做出决定吗？"
- "您还需要我告诉您什么来帮助您做决定？"
- "我什么时候能收到您的答复？"
- "是您联系我还是我打电话给您跟进您的决定？"

如果雇主表示他不感兴趣，那么你需要知道为什么。这是你应该知道的，并且你现在就在雇主的办公室里，任何反馈或附加线索对你都很有价值。

- "您不感兴趣有具体原因吗？"
- "我说什么或做什么能让您改变主意呢？"
- "我知道你现在没有任何职位空缺。您将来会对他感兴趣吗？"
- "您在这个行业里一定认识很多人。您知道谁会有兴趣跟我谈谈泰森的事吗？如果您能提供给我任何线索，我都将不胜感激。"如果雇主给你提供了联系人的名字，你可以问："我给这些联系人打电话时可以提到您的名字吗？"

关于个人风格的说明

有些人可能会觉得这个脚本的风格对他们来说太强烈了，而另一些人则觉得还不够强烈。有一次，我正在做一个关于如何帮助阿斯伯格人士找工作的演讲，一位听众站起来宣称，如果我用这个脚本给他打电话，他会挂断这个电话。我很震惊，之后意识到我还没有演示脚本。在我做了演示之后，那个强烈抗议的人改变了他的观点，说脚本文字在纸上看起来比听起来要直接得多。

你如何表达你的脚本与人们对它的接受度有很大的关系。例如，当我演示我的脚本时，我得到的一致反馈是，我听起来很友好、很专业、很热情，又一点也不强势。这在很大程度上与我乐观的个性和礼貌的态度有关。我的真诚和对所做事情的热情通过电话传达了出来。人们往往会被一种真诚而热情的个人风格所吸引。这就是为什么你一定要用自己的风格和真诚的言辞来写脚本。要突出你自己的风格！

建立人脉

建立人脉可能是找到合适工作的最好方法，也是进入隐藏就业市场的最简单的途径。很多工作机会藏在雇主的想法中，而你了解这些工作的唯一方法就是和那些能够与雇主进行交流的人交流。你可以通过建立人脉来做到这一点。

这不只是信息、联系或经验的交流过程，也是一种以个人的方式建立相互支持和尊重关系以实现互惠互利的手段。

为阿斯伯格人士寻找合适的工作，人脉会起到很大作用。例如，我为我的客户找到的95%的工作都是通过人脉，我猜你也会以同样的方式找到你要找的工作。

为了让你更容易建立人脉，我设计了一个简单的五步策略。遵循这些步骤，你很快就能通过人脉进入隐藏的就业市场。

·围绕联系人和场所进行"头脑拉伸"；

- 做好准备；
- 跟进；
- 清楚你要什么；
- 有条不紊。

围绕联系人和场所进行"头脑拉伸"

我希望你列两份清单。在第一份清单上，写下你可能认识的每个人的名字。不要局限在那些你认为能帮你得到想要的东西的人身上。你永远不知道别人认识谁！

家人的朋友	房产经纪人	按摩技师
你的医生	宗教领袖	亲戚
以前和现在的同事	老师	校友
邻居	你的理发师	以前的伙伴

在第二份清单上，写下你可能遇到联系人的地方。

教堂	继续教育课堂	聚会体育馆
派对	合唱团	社团活动中心
职业俱乐部	服务俱乐部	筹款活动
工作场所	社交俱乐部	

做好准备

一定要记住，人脉的建立需要双向互动，人脉建立的基础很大一部分是了解和你交往的人，以及如何帮助他们向前发展。在建立人脉方面，一条金科玉律就是"投桃报李"。从某种意义上说，你在帮助别人，也希望他们会回报你。多问一些关于对方的问题。了解别人是一件很有趣的事情，所以可以问问如何帮助他们做生意。例如，谁是他们最好的客户？这将让你深入了解他们，他们是做什么的，以及你如何能帮到他们。人脉还会给你提供信息。这在找工作时是弥足珍贵的。

当你通过人脉结识别人时，就是使用脚本和展示工具的好时机。告诉他们你正努力达成的目标和他们能怎样帮助你。向他们介绍阿斯伯格综合征，用你的热忱和正能量影响他们，让他们帮助你的阿斯伯格朋友找工作。人天生就有助人之心，这会让他们感觉良好。把人际关系作为一种帮助他人并让他们支持你的手段。

你在本章所学到的技能有助于你为任何可能出现的社交机会做好准备，即使是在它们出乎意料出现的时候。你永远不知道在飞机上坐在你旁边的人会是谁。

跟进

在与一位联系人会面后，一定要送上一封感谢信。每个人都喜欢被感谢的感觉。与那些在找工作过程中帮助过你的人保持联系，在你成功后通知他们。人们乐于听闻他们为某个人的成功做出了贡献。

清楚你要什么

当你与联系人交谈时，通过明确你想要什么来帮助他们理解，尽可能具体一些。例如，你可以说"我在寻找银行业的联系人，特别是数据处理方面的联系人"。如果你能让联系人对你要找的东西有一个非常清晰的概念，当他们遇到它时就会认出来，并把它传递给你。

有条不紊

掌握你的联系人的最新动态。写下他们的名字、电话号码、地址、公司信息和职位，记录下你什么时候和他们交谈，谈了什么以及在哪里见过。我在电脑上做这件事，但是许多人会使用个人记事本。如果你更习惯纸面办公，那么把联系方式写在本子上也是一样的。

当你的人脉枯竭时

你可能会发现你通过人脉成功找到了工作。那些"交际达人"常常可以通过人脉得到他们想要的东西。然而，有时你的人脉会枯竭，你发现自己需要新的人脉。在这种时候，你需要做一些所谓的"陌生推销"。

"陌生推销"指的是你与一个不认识或没有联系的人进行接触，可以是登门拜访，也可以是通过电话。第一步是建立一份联系人清单。

建立一份联系人清单

在你开始联系之前，需要知道应该联系谁。这个过程被称作勘察。在你学习建立人脉时可能也会做这件事。主要的不同之处在于，在这种情况下，你与清单上的公司没有联系。首先，列出一份与你的目标职位相关的公司名单。你可以直接从电话簿或黄页上找到这些公司的名字。你也可以在报纸或行业杂志上找到这些公司。利用你对普通就业市场的了解，列出一份与合适工作有关的公司清单。

有了这份清单，你需要确定应该联系公司里的哪个人。也许最简单的方法就是给公司打电话询问，这是一种很好的开始陌生推销的方式。下面是获得这种信息的脚本示例。

> 您好！我需要您的帮助。我叫杰克·华莱士。我正在帮助一个有残障的朋友找工作。我以前没有联系过贵公司的任何人，您觉得我应该联系谁呢？

就这么简单，通常情况下你会得到一个名字。在你挂断电话或电话被转接之前，确保你弄清楚了对方名字的正确拼写、头衔或职位、电话号码或分机号，这样以后你就可以直接打电话了。做好电话马上被转接给那个你希望交谈的人的准备。当这种情况发生时，你的任务就从勘察变成了推销。你必须为此做好准备，因为如果你没有做好准备，可能脑子里会一片空白。

现在该采取行动了！

陌生推销

这就是每个人都讨厌的推销，也是我在本章开头的故事中描述的情形。陌生推销会让人紧张，因为你会害怕被拒绝，害怕被吼，害怕出丑。虽然这些恐惧也许是心理上的，但它们仍然真实存在的，如果你放任它们，它们会阻碍你找到合适的工作。

希望还是有的。陌生推销不一定像你想象得那么令人紧张。秘诀在于你的态度。重要的不是你愿意做什么，而是你有能力做什么。知道如何做某件事并不能消除你对它的恐惧，但它会减少恐惧，让恐惧更加可控。一旦你意识到自己的能力，你的信心就会增强，你的成功概率也会随之增加。这个良性循环很有效！

每个循环都需要一个起点，这就是我这套方法的切入点。还记得你的脚本吗？现在正是使用它的好时机。你已经在建立人脉的电话中练习了脚本，这很好，因为陌生推销有一个非常重要的技巧。你必须记住你的脚本，我的意思是一字不差地记住它。如果你不这样做，你会担心忘记了哪句话或漏掉了哪些细节，因为在给一个不认识的人打电话时，你很可能会更紧张。如果你过于关注这些事情，就很难专注于接收潜在雇主向你提供的信息。说完你的脚本只要 30 秒就够了。既然你可以在牙医的椅子上坐 30 分钟，30 秒根本算不了什么。

现在你已经做好了充分的准备，进行陌生推销的最好方式就是直接去做！

陌生推销的 3 个关键词：耐心、恒心和礼貌

要有耐心。要联系到你要联系的人并不容易，因为人们都很忙，又不认识你，很可能不会花时间回你的电话，但是只要坚持不懈，最终还是可以联系上。

要有恒心。研究显示一件事会在反复做了三次之后发生转机。不要在两次之后就放弃。如果有人对你今天提供的东西不感兴趣，他们可能会在下个月或六个月后感兴趣。

要有礼貌。最重要的是，永远要有礼貌。永远不要向潜在雇主或雇主表现出沮丧情绪。这样会让你进入他们的黑名单。人们都喜欢彬彬有礼的友善之人。你呈现出来的形象就是别人对你的印象。

语音信箱

现在要直接联系到一个人不容易。在找工作的过程中，你打电话过去的另一端经常就是语音信箱。给你的联系人留言是个好主意，会帮你预热一下。不要指望他们会回你电话，因为他们通常不会，但不要因此而气馁——他们通常都是非常忙碌的人，当你最终联系到他们时，会发现他们中的大多数人都非常友好。

关于语音音箱留言的两个提示：

· 告诉他们，如果在某个时间之前没有收到他们的回复，你会再打过来。

· 一定要说到做到。

工作机会

当你的阿斯伯格朋友得到一个工作机会，在接受前有几点重要事项需要与雇主确认。虽然一边要求雇主特殊照顾一边谈工资可能会很尴尬，但雇主仍然要开出一个合理的有竞争力的工资。如果做不到这一点，那么求职者要考虑并决定这份工作是否仍然值得做。在接受一份工作之前，以下几点需要明确：

- 初始工资；
- 支付期限和支付方式，例如是自动汇存，还是支票或现金；
- 开始日期、工作时间、时间表、班次等；
- 试用期；
- 福利以及生效时间；
- 着装要求；
- 雇主是否希望有就业辅导员帮助实现工作过渡。

总结

- 熟悉你所在社区的普通就业市场，利用它来研究合适的公司，建立一个联系人列表。
- 学习如何抓住每个可能的机会建立人脉。
- 记住你的脚本，这样你就能把精力集中在别人对你说的内容上，而不是你在说什么。
- 你呈现出来的形象就是别人对你的印象，要保持热情，释放正能量。
- 记住，任何与潜在雇主的会面实际上都是一次面试。
- 面试时一定要做好准备。
- 所有与求职有关的重大决定都要征求求职者本人的意见。
- 让你的阿斯伯格朋友在找工作中尽可能多地发挥主导作用。
- 你的专业你最懂，相信自己！

第十四章　保住工作

"越努力，越幸运！"——塞缪尔·戈尔德温

哈维是个年轻人，他是最早一批我帮助找的工作的年轻人之一，也是你们可能见过的最可爱的人之一。哈维有上进心，渴望学习，他表现得很好，很有爱心。像我的其他客户一样，哈维有阿斯伯格综合征并面临着它带来的所有困难与挑战，但是他下定决心不会让它成为自己走向成功的障碍。

我帮助哈维找到了一份在一家大银行收发室的工作。这是一份时长 2 小时的临时工作，从每天的早上 6 点持续到 8 点。可是他上班路上的时间单程就是一个半小时，这意味着他每天花 3 个小时去工作 2 个小时。因此，很多人都不会接受这份工作，更不用说坚持下来了。大多数人会觉得这种时间安排很荒谬，但是哈维有着一流的职业道德。一名就业辅导员帮助他过渡到工作岗位，并建立起自然的支持系统。哈维每天都去上班，工作非常努力。他有办法让每个人都微笑起来，很快，每个人都认识了他。

6 个月后，银行将哈维的工作时间从每天 2 小时延长到 5 小时，后来又到每天 6 小时。几年后，他开始全职工作，并享受全额福利。去年，哈维被选为部门年度最佳员工。他把 8 年前开始的每天 2 小时的工作变成了一份成功的事业。

哈维的故事表明，任何有决心和动力的人都可以成功。任何有价值的事情，都必须努力去做。成功不是谁想要得到就能得到的东西，它是挣来的。哈维的事业晋升是靠自己努力得来的。他努力工作来提升自己，他对自己面临的挑战负责，并打下了最终带来成功的技能基础。

保住一份工作和得到一份工作一样重要。许多求职者认为，只要他们找到工作就万事大吉了，然而，在许多方面，工作才刚刚开始。你在这本书里读到的大部分内容都是关于找工作的。现在让我们来看看如何保住工作。

找到适合自己的工作，与如何保住这份工作密不可分。

你已经在这本书中学习了许多策略和方法来帮助阿斯伯格人士在工作中

有效地发挥他们的潜力，还学会了如何传授和制定有效的策略。你可以用同样的方法来帮助那些已经成为新员工的阿斯伯格朋友或亲属保住他的工作。

成功过渡到工作岗位

员工如何开始从事一份工作决定他会如何保住这份工作。如果在没有平稳过渡的情况下就贸然接受一份工作，这样的工作是无法长久做下去的。一旦找到了合适的工作，你就要想尽一切办法帮助员工保住这份工作。这就是你新的重点。

在求职者踏上工作岗位之后，有三个步骤帮助他搭建通向成功的舞台。以下步骤将有助于创造一个有利的、可控的平稳过渡的工作环境：

·教育；

·建立自然的支持系统；

·制定支持策略。

教育和建立自然的支持系统

正如在第三章详细列举的那样，就业辅导员有两个主要职责，一个是向雇主和员工介绍关于阿斯伯格综合征的知识，另一个是在工作场所建立自然的支持系统，让阿斯伯格员工早日实现独立工作。为了帮助阿斯伯格员工充分发挥潜力，为公司创造最大的效益，雇主和关键员工需要知道如何与他们沟通，如何对他们做出指令。这样做的回报是，雇主可以得到一个非常高效和敬业的长期员工。

建立自然的支持系统对长期成功来说也是至关重要的。工作场所的自然支持系统是指员工工作时周围的支持网络，主要是同事和管理层。因为阿斯伯格员工通常很难建立和培养人际关系，所以需要就业导师或就业辅导员来帮助他在工作中建立这些自然的人际关系。要想了解就业导师如何教育雇主并建立自然的支持系统，可以参考第三章的内容。

制定支持策略

在制定持续的支持策略时，你要与员工的经理或主管密切合作，因为他们确切地知道员工的工作内容是什么。支持策略可以把一切要素都联系到一起，它由以下四个步骤组成。

1. 定义责任；

2. 建立常规；

3. 检查支持需求；

4. 场外支持。

1. 定义责任

和经理 / 主管坐下来，仔细检查员工的工作描述，明确每一项职责并获取细节。例如，如果一项职责是打包，那么询问是否有指标上的要求或期待。如果没有，那就问问其他工人平均一小时或一天能包装多少。你要事先确切地知道经理的期望是什么，这样，你就可以制定一个策略来支持员工给雇主他真正想要的东西。你现在问的详细问题有助于为求职者设定合适的目标，这样就能满足公司对他在这个岗位表现的期待。

如果可以的话，索取一份操作手册、员工培训 / 程序手册或安全手册。在回答关于休息、假期、工资发放程序等问题时，这些会派上用场。虽然你不需要和员工一起通读这些手册，但把这些资料存档有助于回答未来可能出现的问题。它也可以填补你和经理之前可能错过的一些话题内容。

2. 建立常规

一旦你对工作职责和期待有了非常清晰的了解，你就需要制定出让员工能够满足工作要求的常规。把每一项任务分解成几个步骤并记录，把它们放在员工的活页夹中。我称之为"职业活页夹"。它就好比是菜谱，员工在有任何问题或忘记如何做某事时可以参考。同事也可以使用这个工具来帮助阿斯伯格员工变得更加独立。告诉员工在活页夹里查找答案可以避免重复讲解，这将帮助员工变得更加独立。

也可以在职业活页夹中加上一页关于主动性的内容。在这一页上列出雇主希望员工在完成手头的工作之后去做的其他工作。这一页有助于员工更独立地工作，并更加积极主动。活页夹还应包括一些相关的公司程序和规定，如安全程序、着装规定、休假原则、行为准则、禁忌和解雇政策等。

确定常规有助于员工取得成功。他会确切地知道他需要做什么以及如何去做，他也会清楚遇到困难时该去找谁。职业活页夹是一个促进独立性的好工具，应该定期更新或调整。

3. 检查支持需求

在开始新工作的前三个月，你应该与雇主和同事保持联系，了解支持方面的需求。你要让关键联系人有信心，让他感到有人支持，同时确保阿斯伯格员工得到适当的支持。在这一阶段，同事或关键联系人将是你与该员工的主要联系人。和他们一起检查他们给予员工的支持类型和数量。提出建议，帮助他们以有效的方式对待员工。例如，几个月后，每个人都会有所放松，因为新员工已经适应了工作环境。这通常是员工遇到问题的时候，因为他可能会重蹈覆辙。这时可能需要提醒或"检查"了，以便在一些方面帮助他改进，特别是在社交方面。提醒应该尽量来自关键联系人，这可以培养就业辅导员早先建立的自然支持系统。通过不断检查员工的支持需求，了解关键联系人是如何与员工互动的，有助于你提出的如何以最好的方式处理任何话题建议。

4. 场外支持

当雇主认为员工已经适应了工作，表现符合预期时，就该转向场外支持了。要与雇主沟通，确保他能接受就业辅导员逐步退出。

一旦你转到场外，要经常与雇主和员工联系，以确保一切顺利。要与雇主沟通，以确定员工是否达到了目标，是否表现出什么不寻常的行为，或遇到了什么其他挑战。不要等雇主反映问题，到那时，问题可能会严重得多，也更难处理。

参与者的职责

在本书的开头，你了解了在寻找合适工作的过程中各种参与者的职责。以下将着眼介绍每个参与者对于新员工保住工作所担当的职责。

员工的职责

对阿斯伯格员工来说，无论是开始从事一项工作还是要保住它，最重要的是要对自己负责。这意味着他们要在工作中做到最好，并努力建立对他们来说很难建立的社会关系。要做到这些，他们需要支持，我们每一个人都时不时地需要支持。

有时即使员工尽了最大的努力，但仍然不能满足工作的需求。尽管这可能让人感到失望，但未必是坏消息。当这种情况发生时，我会对我的客户说，这是一个可以帮他找到更合适工作的机会。你可以思考什么是行不通的，然后努力克服这些挑战，要么修改工作目标以避免这些挑战。当你选择从中吸取教训时，所有的经历都是有益的。我记得有这样一个情况，一位年轻的阿斯伯格员工做的是银行支票金额的数据录入工作。他的工作有固定的指标，必须每小时输入一定数量的支票。虽然他完全有能力完成这项工作，但对他来说，必须完成定额指标的压力太大了，他开始生病。他的就业辅导员支持他离开这份工作的决定，因为继续从事会让人生病的工作没有任何意义。这个年轻人了解到，尽管他有能力完成一项工作，但有硬件指标的工作并不适合他。就业辅导员借此调整他的职业目标，帮他找到更合适的工作。

如果有必要，在员工开始一份新工作之前，就要帮助他了解需要做什么，这样他就能做好准备。例如，在开始新工作的第一天，员工应该：

· 准时到达；

· 穿着得体；

· 表现热情（在自然的、舒适的范围之内）；

· 完成文书工作；

· 对他所看到的一切显示出兴趣；

· 保持专注，密切关注，甚至做好记录；

· 清楚他第二天要做什么，要去哪里。

在最初的三个月里，员工需要证明自己：

· 能承担责任；

· 能胜任这份工作；

· 有学习的意愿和能力；

· 可以灵活变通（在作为一位阿斯伯格人士的合理范围之内）；

· 能达到某种生产效率；

· 喜欢这份工作；

· 对这份工作热情投入；

· 如果可能，一定要提前通知雇主，要有充分的请假理由；

· 能够礼貌地对待顾客和同事；

· 能遵守所有的安全规则和公司政策；

· 诚实正直。

就业导师 / 就业辅导员的职责

就业导师 / 就业辅导员在成功安排工作方面扮演着重要角色。在第三章中所讨论的关于工作中平稳过渡的全部内容都是就业导师 / 辅导员的责任。

就业导师 / 就业辅导员将：

· 与经理 / 主管和主要同事建立融洽的关系；

· 教育关键员工；

· 建立自然的支持网络；

· 确定对每项工作职责的期待；

· 清楚地向新员工解释这些期待，确保他们能够理解；

· 把每项工作任务分解成几个可操作的步骤；

· 有效地传授每个岗位的职责；

· 创建职业活页夹；

· 问题出现时及时解决；

· 定期进行场外检查；

· 在需要时能够提供支持。

家庭成员的职责

在阿斯伯格人士成功长期就业方面，家庭成员扮演着至关重要的角色。他们在后方提供的支持和援助是必不可少的。为了帮助阿斯伯格员工保住工作，家人可以提供的支持包括：

· 辅助完成每天的日常和卫生常规；

· 确保员工有适合工作的衣服；

· 关注工作中发生的事情，这样他们才能注意到任何可能发生的问题；如果出现任何情况，他们应该立即联系就业辅导员；

· 尊重和保护员工作为成年人的隐私，加强其独立性；

· 当问题出现时，能够支持（不是操控）员工做出决定，解决问题；

· 让就业辅导员知道阿斯伯格人士身上的任何行为变化，以及任何发生用药改变或健康问题。

对家庭成员来说，培养良好的职业道德和能解释当前的状况是很重要的。家庭成员也可以利用工具来帮助阿斯伯格人士学习和发展。他们也应该尽量与雇主保持一定距离。对雇主来说，知道家人支持是件好事，然而，理想情况下，与雇主的直接联系应该尽可能由就业导师来完成。有时雇主可能希望与家属交谈，但应该由就业辅导员来联系家属并指导雇主如何与家属商谈。

雇主的职责

雇用阿斯伯格人士是一项投资。那些愿意将时间和精力用于培训新员工的雇主将收获一位敬业而可靠的员工。在雇用阿斯伯格人士的过程中，雇主需要得到支持。雇主的投入，员工想要追求成功的动力，以及就业辅导人员提供的支持，这些结合在一起就是成功的要素。雇主应愿意以下列方式照顾阿斯伯格新员工：

· 提供愿意担任工作导师的关键联系人和同事；

· 给员工明确的指令，也许是替代性的指令，如书面陈述工作步骤或检查清单，以帮助他在工作中充分发挥潜力；

· 要有耐心，要愿意提供帮助和支持；

· 提供积极的、有建设性的反馈；

· 通过给予直接的、定期的反馈来支持就业辅导员，这样问题就能迅速得到解决；

· 平等对待新员工，努力让他参加公司的社交活动。

其他专业人士的职责

当专业人士接到来自阿斯伯格员工或其父母的电话时，通常是因为沟通在某个地方中断了。在员工找到合适的工作之后，专业人士的主要作用就是保持沟通渠道的开放和畅通。专业人士注意到任何不同寻常的情况时，最好与其他参与者进行沟通，以确保每个人都知道相同的信息。

专业人士应该始终充当其他参与者的外部资源。当其他参与者不确定怎么回事时，中立的专业人士可以向他们提供支持、建议和帮助转介。在很多方面，专业人士是员工、家庭、就业辅导员和雇主之间的关系枢纽。

当我们梦想成真时，我们会惊异于它是如何成真的。一边要仰望星空，一边要脚踏实地。

多年来，我帮助许多阿斯伯格客户找到了工作，这些工作他们一直做到现在。最终让阿斯伯格人士取得成功的是他们的决心。我曾见证我的客户们把兼职工作发展成一生的事业，我也看到一些最初是临时性的工作变成了永久性的有成就感的工作，这都是凭借阿斯伯格员工自己的努力。求职者愿意灵活变通，愿意通过自己的努力获得一份工作，这往往是通向胜利的途径。

我记得小时候听到过这样一句话："要眼睛盯着奖品，心无旁骛。"十年前我从未想过我会写一本书。当时我并没有意识到，我要帮助阿斯伯格人士找工作的想法会成为我一生的热情所在。但我知道做自己该做的事时感觉真的很好。在我内心深处，我知道只要保持专注，就会取得成功，我的热情也会激励别人这么做。我从客户身上学到了很多东西，其中之一就是不管生活中摆在我面前的是什么，都要面对。我相信，天下无难事，只怕有心人。这就是成功的秘诀，我支持每一个勇于追求自己梦想的阿斯伯格人士。只要有开放的心态和必胜的意志，一切皆有可能。

保持专注和坚定，梦想就会成为现实。

总结

通过以下措施成功过渡到工作岗位：
· 教育雇主和关键员工；
· 建立自然的支持系统；
· 定义工作职责；
· 将工作任务分解成可操作的步骤；
· 建立一份职业活页夹；
· 与关键员工建立关系。
通过以下措施帮助阿斯伯格员工保住工作：
· 清楚地描述雇主的期待；
· 与关键联系人和经理／主管保持定期联系；
· 快速有效地处理出现的问题；
· 定期给员工提供反馈。

图书在版编目（CIP）数据

走进职场:阿斯伯格综合征人士求职和就业指南/（美）盖尔·霍金斯 (Gail Hawkins)著;马百亮,徐英华译. --北京:华夏出版社有限公司, 2023.10

书名原文:How to Find Work that Works for People with Asperger Syndrome: The Ultimate Guide for Getting People with Asperger Syndrome into the Workplace (and Keeping Them There!)

ISBN 978-7-5222-0528-1

Ⅰ.①走⋯ Ⅱ.①盖⋯ ②马⋯ ③徐⋯ Ⅲ.①孤独症－研究 Ⅳ.①R749.4

中国国家版本馆 CIP 数据核字(2023)第 158370 号

Copyright © [Gail Hawkins, 2003]

This translation of *How to Find Work that Works for People with Asperger Syndrome* is published by arrangement with Jessica Kingsley Publishers Ltd

www.jkp.com

©华夏出版社有限公司 未经许可，不得以任何方式使用本书全部及任何部分内容,违者必究。

北京市版权局著作权合同登记号：图字 01-2021-4164 号

走进职场：阿斯伯格综合征人士求职和就业指南

作　　者	［美］盖尔·霍金斯
译　　者	马百亮　徐英华
责任编辑	许　婷　马佳琪

出版发行	华夏出版社有限公司
经　　销	新华书店
印　　装	三河市少明印务有限公司
版　　次	2023 年 10 月北京第 1 版　　2023 年 10 月北京第 1 次印刷
开　　本	710×1000　1/16 开
印　　张	15.5
字　　数	200 千字
定　　价	69.00 元

华夏出版社有限公司　地址：北京市东直门外香河园北里 4 号　邮编：100028
网址：www.hxph.com.cn　电话：（010）64663331（转）
若发现本版图书有印装质量问题，请与我社营销中心联系调换。